健康行走

膝痛医患问答实录

龚 利 主编

上海科学技术出版社

图书在版编目（CIP）数据

健康行走 : 膝痛医患问答实录 / 龚利主编. -- 上
海 : 上海科学技术出版社, 2021.10（2023.6重印）
ISBN 978-7-5478-5474-7

Ⅰ. ①健… Ⅱ. ①龚… Ⅲ. ①膝关节－关节疾病－防
治－问题解答 Ⅳ. ①R684-44

中国版本图书馆CIP数据核字(2021)第184712号

健康行走

膝痛医患问答实录

龚 利 主编

上海世纪出版(集团)有限公司
上 海 科 学 技 术 出 版 社 出版、发行
(上海市闵行区号景路159弄A座9F-10F)
邮政编码201101 www.sstp.cn
三河市燕春印务有限公司印刷
开本710×1000 1/16 印张8
字数:90千字
2021年10月第1版 2023年6月第2次印刷
ISBN 978-7-5478-5474-7/R · 2375
定价:48.00元

主　编：龚　利

副主编：储宇舟　沈　莉

编　委：李建华　朱清广　姜淑云　邢　华　邵　盛
　　　　陈　浩　何鹏飞　蔡君豪　付阳阳　杨成浩
　　　　奚赟虎　梁红广　居宇斌　康知然　戴大城

上海市中医药事业发展三年行动计划(上海市治未病健康工程)
[ZY(2018-2020)-ZWB-1001-FWB-08]资助出版

前　言

　　我们上海中医药大学附属岳阳中西医结合医院推拿科在社区开展推拿功法防治老年骨骼肌减少症临床研究时,发现社区中老年人很多患有膝骨关节炎,受到膝痛与关节功能障碍的困扰。

　　膝骨关节炎在全世界的患病率为 4%～13%,在我国的患病率大约为 8%,不仅严重影响患者的日常工作、生活,导致生活质量下降,而且造成沉重的经济负担和社会负担。围绕这一全球性热点问题,世界卫生组织(WHO)于 2000 年、2010 年启动了第一次与第二次"骨与关节十年行动计划",希冀通过全球合作研究与推进计划来进一步防治膝骨关节炎,缓解患者的疼痛与运动障碍,提高其生活质量。

　　目前已经形成的全球公认的防治方案为阶梯化方案,阶梯化方案的基本方案是健康教育、运动与控制体重,其中作为重要防治内容的健康教育却往往被医患双方所忽视。

　　另一方面,患者因膝痛就诊时,又常常会围绕"我的膝痛是什么病?""为什么会得这个病?""怎么样治疗?""自己应该注意点什么?"等提出一连串问题,希望医生能耐心解答。而在繁忙的临床诊疗工作中,已经精疲力竭的医生们常常只能蜻蜓点水般应付一二。

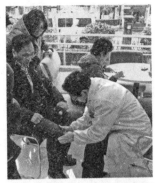

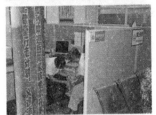

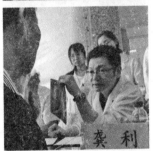

龚 利

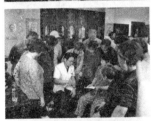

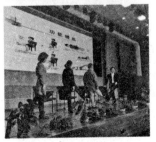

因此，从 2007 年起，我们开始扎根社区开展"远离膝痛，健康行走"科普活动，希望能将膝痛常见病因、防治方案、自我保健等科学知识全面地普及给社区居民，并发挥中医特色技术优势，编创了"四步锻炼法""膝痛自我按摩口诀"等，以提高他们的生活质量。

在科普活动中，我们常常听到老百姓们说："哎！这些东西我们想知道的呀，这些东西我们是不懂的呀，你们医生早点来告诉我们就好了，我们就可以早点预防起来了，这多好呢！"正因为这样，"远离膝痛，健康行走"科普活动才在社区坚持开展至今，也收获了很多赞誉与感动。

一直以来，团队想将科普活动与临床诊疗工作中患者询问的"膝痛"相关问题与解答汇集成册，这既能为广大患者全方位解惑，又体现了中医"治未病"理念，同时也实施了阶梯化方案的基础治疗，还能促进医患协同，使患者能更好地体会和理解主治医生的治疗意图，积极配合治疗并主动开展自我康复，从而远离膝痛，健康行走。

如今，这一心愿终于实现，《健康行走：膝痛医患问答实录》即将与读者见面。参加本次编写的多为膝关节疾病的专病诊疗医生,以及"远离膝痛,健康行走"科普团队成员,在膝痛诊疗与科普方面积累了一些经验。在本书编写过程中,我们力图使用简单生动、通俗易懂的语言来阐释,尽量不用晦涩难懂的医疗术语,以便读者阅读理解,并在应用中能有所裨益。尽管如此,由于编者们学识水平有限,本书仍难免挂一漏万,恳请读者提出宝贵意见,以便我们再版时修正。

龚 利

2021 年 8 月

Contents /// ——————————————————— >>>>>>>>>>

目　　录

第二章 膝痛有别 ——————————————————————015

有位阿姨下楼时摔倒,腿疼了很久。等腿疼好了,膝关节却伸不直了,走路也瘸了……我们用手法调整,一下子就让她膝盖能伸直了,走路也不那么疼了。

| 第三章 | 防治有道 ⋯⋯⋯⋯⋯⋯⋯⋯⋯⋯⋯⋯⋯⋯⋯043 |

有一次我们在浦东潍坊街道做科普宣讲,来了一位双膝关节骨性肿胀,已经无法直着身子行走的老人。她佝偻着腰,拿着小板凳一步一挪⋯⋯

第四章 日常须知 ⋯⋯⋯⋯⋯⋯⋯⋯⋯⋯⋯⋯⋯⋯087

　　常常有患者朋友抱怨治疗后症状缓解,可在家待了一段时间后症情又开始发作。实际上,无论是在家里、在工作岗位、还是在室外,我们都应将养护膝关节的理念运用起来。

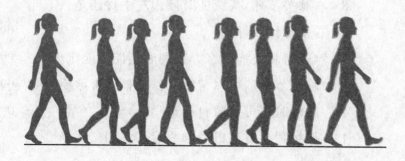

膝痛就诊时经常会听到的名词

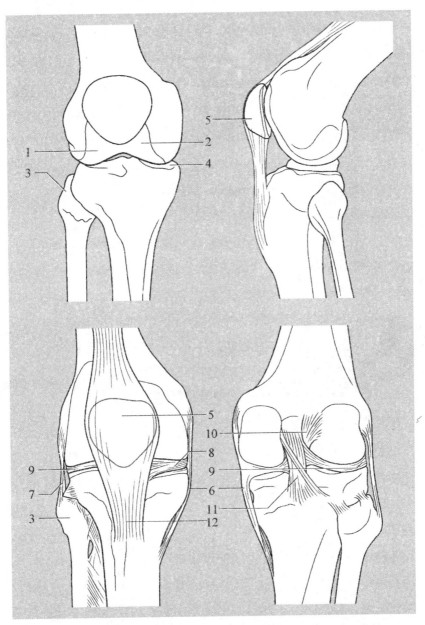

1.股骨外侧髁　　2.股骨内侧髁　　3.腓骨头　　　　4.胫骨平台
5.髌骨　　　　　6.内侧副韧带　　7.外侧副韧带　　8.内侧半月板
9.外侧半月板　　10.前交叉韧带　　11.后交叉韧带　12.髌韧带

膝痛针灸治疗时经常用到的穴位

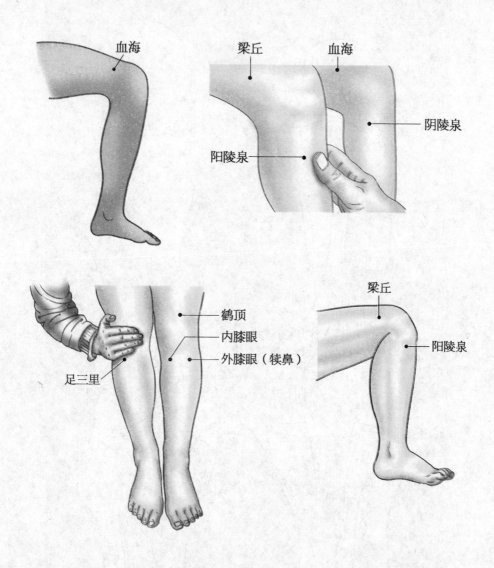

第一章

膝 痛 有 因

膝关节是人体最大、最复杂的承重关节，人们起立、下蹲、行走、奔跑等日常活动都有赖于膝关节功能的发挥。当膝关节的结构出现问题，或者它的功能不能正常发挥的时候就会产生各种症状，而膝痛是最常见的症状。常言道"人老腿先老"，不禁让人觉得膝痛与年龄有关，实际上膝痛的发生还与性别、肥胖、职业、行为姿势不良、运动损伤、人体激素水平的变化等因素有关，每个人膝痛发生的原因是不同的。

在"健康行走，远离膝痛"项目走进社区的科普教育中，我们也发现了很多问题。

有人膝关节刚开始疼痛时，听到别人说多运动就可以好，于是进行了不恰当的高强度锻炼。

有人喜欢转膝盖，但是转动的幅度或者是力度过大，就会引起膝关节损伤，尤其是膝关节处于屈曲状态的情况下，更会损伤膝关节，容易引起半月板损伤。

有人喜欢甩腿，并且幅度很大。我们知道膝关节周围的许多肌肉都是起自髋部的，在大幅度甩动的过程中，髋关节与膝关节周围的肌肉往往需要协调运动，如果屈伸肌群不协调运动就容易导致髋部关节的疼痛与不适。

还有些人有不良的生活习惯，如喜欢下蹲或跪地擦地板，而蹲下以及跪姿时，膝关节承重高达体重的 8 倍，久而久之就容易导致膝痛的发生。

1. 年龄大了都会膝痛吗

不同年龄的人都会产生膝痛,有些膝痛的疾病如膝骨关节炎的患病率会随年龄的增长而增加。但年龄增长不一定都会有膝痛,而且膝痛的严重程度、疾病的严重程度与年龄的大小无关。

对于年轻的朋友来讲,下面几种膝关节疾病可能会多发。第一是幼年特发性关节炎,这是一种儿童时期常见的自身免疫性疾病,以慢性关节炎为主要特点,除了关节受累外,患儿可伴有全身其他多系统损害,包括关节、皮肤、肌肉、肝、脾、淋巴结等。第二是膝关节损伤,其主要损伤在软组织、骨与软骨。我国膝关节损伤的患病率逐渐上升,发病也趋于年轻化。由于青年群体普遍喜爱运动,运动中受力不慎便会对膝关节产生损伤,导致膝关节疼痛。还有一些引起膝痛的疾病与年龄可能没有太明显的关系,也值得关注,例如类风湿关节炎、狼疮性关节炎、创伤性骨关节炎等。

对于中老年朋友来讲,最相关的当属膝骨关节炎,有的地方称作退行性骨关节炎。虽然从发病角度讲,膝骨关节炎在全年龄段都有可能发病,但是,其发病的概率随着年龄的增长而增大。50~69岁女性的发生危险性明显增高,每增加 5 岁,骨赘发展程度将增加 20%。

因此,我们会更加关注中老年群体患膝骨关节炎的风险。每个人都有父母,每个人自己也终将会老去,膝骨关节炎带来的膝痛、关节障碍会影响中老年人的活动与生活质量,这是我们应关注的。

需要强调的是年龄与膝骨关节炎的严重程度不相关。年龄与膝骨关节炎之所以有关联,与软骨细胞对生长因子的反应性的下降、关节周围韧带的松弛、关节周围力量的减弱和周围神经反应性变慢有关。

2. 肥胖会引起膝痛吗

膝关节疼痛的一大成因是膝关节承受的载荷过大,损害了软骨与软骨下骨,局部产生无菌性炎症,进而引起疼痛。因此,肥胖就成了膝关节负荷过大的"元凶"。目前科学研究普遍认为体重超重是引起和加重膝骨关节炎的重要因素。超重、一级肥胖、二级肥胖分别可增加 2 倍、3.1 倍和 4.7 倍患膝骨关节炎的风险,肥胖女性膝骨关节炎的发病率是正常体重女性的 4 倍,而男性则为4.8 倍。因此,控制体重是防治膝痛首当其冲的话题。肥胖者进行体重控制,能明显降低膝骨关节炎 25%~50% 的发病率,而且对于疼痛缓解、关节活动功能的改善都是有好处的。

拿出计算器,将自己的体重与身高输入下列公式,来关注自己的体重是否在正常范围:

体重指数(BMI) = 体重(kg)/身高^2(m)^2

18.5~24.9	一般体重
22(女性)24(男性)	理想体重
25~29.9	超重
30~39.9	严重超重
40 以上	极度超重

3. 女性更容易膝痛吗

从性别角度来比较,女性更容易伤到膝关节而导致膝痛,这与激素水平影响软骨代谢、损伤危险的性别差异和膝关节机械环境(如内外翻松弛性和体重相关的肌肉强度)有关。

第一,雌激素对于关节软骨具有保护作用,绝经前的女性雌激素水平呈周期性的波动变化,而绝经后的女性雌激素水平更是一落千丈,这就导致膝关节软骨的保护作用降低,软骨缺乏保护,就极易受关节载荷的冲击而损伤。第二,研究发现,股四头肌肌力下降是女性患膝关节疾病的重要发病及加重因素。女性的肌细胞普遍比男性小,肌纤维较细,故肌肉力量弱,而下肢肌肉力量的弱化是发病及损伤的原因之一。

因此,女性同胞们要更加爱护自己的膝盖。

4. 职业与膝痛有关系吗

职业与膝痛的发生有一定关系。我们按照严重梯度将容易对膝关节造成损害的职业分为三类。

Ⅰ类主要是职业运动员:如从事举重、登山、体操、足球、篮球、排球等需使膝关节负重、跑跳、内外旋以及猝然发力的运动。容易造成损害的部位有:半月板、内外侧副韧带、前后交叉韧带及滑膜等。

Ⅱ类主要是重体力劳动者:如搬运工、环卫工人、建筑工及矿工等需要一定负重,以及不停改变下肢运动状态以完成工作要求的职业。

Ⅲ类主要是静坐、久坐型职业：如司机、白领、设计师、程序员等。研究表明，长期坐位，缺乏下肢肌肉锻炼，容易导致下肢肌肉力量减弱尤其是股四头肌为主的伸肌群和腘绳肌为主的屈肌群，进而引发膝关节的力学结构失稳，造成膝痛的发生。

5. 运动会引起膝痛吗

运动的确是一把双刃剑。科学适度运动可以强身健体，过度训练或不正确的运动容易导致受伤。运动量越大，关节的确更可能受到伤害，特别是膝关节、肩关节、腰椎、颈椎和踝关节这些部位。运动损伤无法完全避免，哪怕是拥有强大专家队伍的运动员们，同样一身伤病。下面列出最常见的容易伤关节的情况，供运动时注意和参考。

对普通人来说，运动伤关节的最常见原因之一，是平时不运动，心血来潮突然一个劲地猛练。比如：

> 上班族平时不锻炼，到了周末就去健身房练上 3 小时，跑步、跳操、硬拉通通都上；

> 还有的人平时不跑步，却非要和朋友凑热闹参加个马拉松或者越野跑。

这样的临时性、透支性的运动，很容易让单个或多个关节受伤，因为身体功能跟不上突如其来的消耗，肌肉无法保护住关节。所以我们会建议可以先从低、中强度锻炼开始，如果一段时间没锻炼，不要突然进行一次超过 60 分钟的运动。

运动伤关节的另一个常见原因，就是不注意运动前热身和运动后充分拉伸。比如：

不热身就直接进行力量训练，一口气来了几十个大重量负重深蹲，非常容易伤膝盖。运动后则要对目标肌肉进行拉伸。

运动伤关节还有一种常见情况：长期进行重复性、冲击性的持续运动。很多人只练习很单一的运动，如跑步、跳绳等。

还有一些人，喜欢周末假期出去徒步、登山几天，背着重重的行囊长时间负重行走，要知道负重下台阶比平地行走给膝关节增加了几倍的压力，加之行走时间过久也会对膝关节造成较大损伤。

高强度的球类运动也容易伤关节，如篮球、羽毛球、网球、足球等球类运动，这些运动膝关节常常处于半蹲位，高强度高频率反复急停急转，会让膝关节和踝关节的负担加大，增加损伤的概率。

6. 哪些损伤会引起膝痛

由于膝关节内部结构的复杂性，其在运动过程中能发挥至关重要的作用，而膝关节在运动时最易发生损伤。当膝关节处于伸直 0° 时，其稳定性最高，但活动性最差，当膝关节处于 90° 屈曲时，活动性最大，既可以屈伸，也可以旋转。

因此，当我们在运动时，膝关节会反复处于"稳定-活动"的交替状态，而这状态迁移转换之时，也就是关节损伤发生之时。在强调跑、跳、落地和急停变向的运动项目中，发生膝关节损伤的概率较高，例如：羽毛球、网球、排球、足球与篮球等。跑跳落地后，还有急停再变向的动作经常使膝关节在一刹那间处于膝外翻的状态，此位置极易使膝关节的内侧韧带、半月板和前十字韧带受到伤害,长期多次的重复类似动作会磨损消耗这些软组织,久而久之疼痛伴随而来。有研究认为,准备活动不充分、不正确的技术动作、股四头肌参与运动的力量不足,以及长时间从事大运动量训练是造成膝关节运动损伤的主要原因。

除了运动损伤之外,退行性损伤也很常见,主要出现在中老年群体中。有的朋友可能会奇怪:我平时没怎么活动锻炼,为什么拍片子膝关节有损伤呢?其实,恰恰是因为缺乏运动锻炼导致了膝关节损伤。由于人的年龄增加,骨骼肌中营养、供能系统会逐渐减少、退化,而强壮的下肢肌肉有利于膝关节的保护。

不妨伸手摸一摸自己的大腿小腿,是不是发现有一点松松垮垮的感觉呢?

在这种情况下,膝关节的受力会十分不稳定。同时,关节内部的韧带、软骨也同样面临"老化"的危机,软骨基质脱水、崩解,使得膝关节内部也营造出了脆弱的环境,那么在

防护建议

中老年人宜进行适当的有氧训练与下肢肌肉力量的训练。

肌肉松弛的"外患"与软骨退化的"内忧"情况下,某一天下楼梯、上公交车的一瞬间发力不慎时,损伤就产生了。

7. 长期站立姿势、跪姿是否会损伤膝关节

不仅是站姿、跪姿,生活中的各种动作和姿势都有可能会损

伤膝关节,这或许并非因为动作错误或不标准,而是因为关节软骨、骨骼均为消耗品,使用一定的时间后就会慢慢出现磨损及损伤。长期保持同一姿势会使局部肌肉产生疲劳,从而增加关节负荷,更容易造成关节损伤及炎症。此外,跳绳、爬山、爬楼梯、跑步等运动,尤其是对于"重量级选手"而言,如果长期坚持,则造成膝关节损伤的风险更大。

因此,我们只能在日常生活及各类运动中,通过合理的调整和适当的节制来保护膝关节,减轻关节负担。

防护建议

同一姿势不久做,"危险"运动不常做。

8. 膝关节疼痛与喝酒、抽烟、熬夜等不良生活习惯有关系吗

抽烟、喝酒、熬夜都是不良的生活习惯,但是从流行病学来说,和膝关节疼痛关系最大的因素分别是体重超重、膝关节外伤史、长期从事过度劳作等原因。吸烟、喝酒、熬夜虽不是导致膝关节疼痛的直接原因,但如有相关疾病基础,这些不良习惯在一定程度上会加重膝痛的症状,或影响膝关节疾病的恢复。因此改掉这些不良习惯对健康还是很有帮助的。

9. 膝痛是吹风着凉引起的吗

引起膝痛的原因很多,如年龄增大、运动损伤、过度劳累、骨质疏松、肌肉萎缩等。从中医角度来讲,膝痛的外因除了风寒湿邪,也可以是湿热、外伤闪挫,抑或是瘀血痰浊等;内因多为肝肾

亏虚等。

如果您是一位健康人，那么吹点小风，露露膝盖，完全没有问题；但如果您患有膝骨关节炎或本身就有膝痛的毛病，那么受凉很可能会引起或加重疼痛。

科学家早就观察到气温的冷暖与膝痛有关。事实上，67%的骨关节炎患者在天气变化的情况下会感到疼痛。因为低温状态下，血管收缩，会增加滑膜液的黏度，从而使关节更僵硬，关节内组织间的摩擦增加，机械压力的传递的痛觉更加敏感，或者通过使毛细血管渗透性降低而影响炎症介质的吸收。当天气变冷，或是雨雪天气时，大气压下降，关节周围组织对应出现膨胀，从而对关节产生刺激，引起或加重疼痛。

10. 身体亏虚会引起膝痛吗

中医认为身体亏虚，在一定条件下可以引起膝痛。

首先，身体亏虚是一个中医学的概念。中医学认为膝痛与"虚""邪""瘀"密切相关。同时，肾主骨，肝主筋，肝肾充养得体，筋骨协调平衡形成了膝关节的正常结构与功能。人至中年后，肝肾亏虚，骨节失养，局部劳损瘀阻，就形成了肝肾亏虚的发病基础。若此时复加风寒湿邪侵袭，致经络不畅，气血痹阻，筋骨失去气血濡养，故使筋骨平衡打破，从而发病。肝肾亏虚是膝痛的发病基础，风、寒、湿邪侵袭及跌扑损伤为发病诱因，当两者结合在一起就容易发为膝痛。当然，并非所有肝肾亏虚的人都一定会出现膝痛。

11. 生长发育期会有膝痛吗

生长发育会产生膝痛,分为生理性疼痛与病理性疼痛。

生长发育过程中会产生"生长痛",膝关节周围亦可出现疼痛,多以双侧疼痛为主。生长痛是指儿童的膝关节周围或小腿前侧疼痛,这些部位没有任何外伤史,活动也正常,局部组织无红肿、压痛。经过对儿童的检查,在排除其他疾病的可能性后,可确定是生长痛。生长痛大多是因儿童活动量相对较大、长骨生长较快、与局部肌肉和筋腱的生长发育不协调等而导致的生理性疼痛。

生长发育期也会发生一种儿童特有的幼年特发性关节炎,这是一种儿童时期常见的自身免疫性疾病,以慢性关节炎为其主要特点,除了关节受累外,患儿可伴有全身其他多系统损害,包括关节、皮肤、肌肉、肝、脾、淋巴结等。其主要由于自身的免疫系统错将膝关节内组织当成病原进行攻击,从而使膝关节相关组织产生损伤进而引发疼痛。

12. 缺钙会引起膝痛吗

膝关节疼痛和钙缺乏没有直接关联。

但是如果长期缺钙会导致骨质疏松,发生骨质疏松后骨皮质的退化,造成关节腔内软骨受力不均,使骨小梁等骨微小结构破坏,关节面塌陷,骨质发生不可逆性损害,发生膝关节骨性关节炎,就会产生疼痛。

同样,骨质疏松是由于增龄后维生素 D 缺乏引起的骨量流失,而且体内维生素 D 的低水平会引起机体肌肉力量下降,关节稳定性减弱,增加关节间的失衡性摩擦,加快软骨磨损进程,诱发骨性关节炎。

缺钙还会导致肌肉痉挛,多为双侧发病,常见于腓肠肌,也就是我们日常所说的小腿抽筋。如经常出现抽筋的现象,可以进一步去医院检查自身骨代谢情况,对症处理。

13. 内分泌紊乱会引起膝痛吗

有可能。

内分泌紊乱通常指体内激素紊乱,雌激素属于激素,因此从广义上说内分泌紊乱与膝骨关节炎有关。雌激素通过雌激素受体(ER)作用于关节组织,而 ER 已被证实存在于成骨细胞与破骨细胞中,且雌激素对关节软骨、软骨下骨、滑膜等都有一定影响。研究发现,雌二醇与膝骨关节炎严重程度呈负相关。雌激素可抑制滑膜细胞产生炎症介质,进而对软骨起到保护作用。雌激素缺乏会降低对炎症因子如 IL-1β、TNF-α 等的抑制作用,加速软骨表面的破坏,出现游离骨碎片而反向加重炎症。

14. 饮食跟膝痛有关系吗

饮食与膝痛没有直接关系,但现代生活方式的调整,饮食摄入与运动的不平衡导致肥胖的人越来越多,而肥胖能增加膝关节的负荷,加速膝关节损伤,从而引起膝痛。因此,必要的饮食控制对于控制体重从而间接减少膝痛是有意义的。

国外有研究指出，骨关节炎患者的饮食应注重谨慎。食用更多蔬菜、水果、鱼、全谷物会比一般饮食的人更不容易患膝痛。同时专家指出，西式饮食，即加工肉、软饮料、精面制品、糖果及包装零食这样的饮食可能会加剧膝关节疼痛。

防护建议

- 控制体重，将 BMI 控制在 $18.5 \sim 25 \, \mathrm{kg/(m)^2}$，计算每日饮食的能量摄入（卡路里），确保其低于每日消耗的能量。

- 采用轻型食谱，将食物更换成全谷物＋高质量蛋白质＋蔬菜、水果，缺一不可。

- 增加 n - 3(Omega-3，富含于鱼油补充剂)的摄入，有利于改善骨关节炎患者的症状；降低胆固醇的水平并增加维生素 K 的摄入，也可能有益。

15. 腿没力气跟膝痛有关系吗

有很多老年朋友在日常活动、上下楼梯、出门买菜的过程中常常抱怨腿脚越来越没劲儿，同时膝关节出现了疼痛的症状，那么这两者之间有关系吗？

答案是肯定的。

随着年龄的增长，人类骨骼肌的强度会逐渐下降，这是因为骨骼肌细胞顺应自然规则，其基因启动了细胞老化、凋亡的程序，逐渐走向衰弱，加之肌肉细胞营养的丢失、供能系统的减弱，最终导致下肢肌肉的萎缩，因此会日渐觉得没有力气。作为膝关节活动的主要肌群，股四头肌，它的力量减弱是国际公认的引起膝痛的因素之一。股四头肌是伸膝肌群，其肌力下降将导致伸膝功能减弱，膝关节伸不直，将导致下肢力线的异常，使关节局部受力不均匀，进而使受力较多的那侧膝关节组织受到损伤，引发疼痛。同时，除伸膝肌群外，下肢的屈膝肌群肌力的减退也与膝痛有关，例如大腿后面的股二头肌、腘绳肌等，亦是非常重要的下肢肌肉。当然，近年来也有学者认为伸膝与屈膝肌群肌力的不平衡也会导致膝痛，这往往是由于一方肌肉力量过弱导致另一方相对增强而形成的。

总之，在排除脑血管、运动神经元疾病等引起的下肢无力后，如果自觉下肢沉重费力，影响日常活动，这很可能是肌肉萎缩的表现，跟膝痛有很大的联系。

第二章

膝 痛 有 别

膝关节里的任何一个零件出了问题都可能引发膝关节疼痛。我们在说膝关节疼痛时,最先考虑的会是膝关节本身的损伤,如骨性关节炎、半月板损伤、韧带损伤、髌股关节紊乱等。当然还包括外伤、炎症、肿瘤等,或者类风湿关节炎、系统性红斑狼疮、痛风等全身各系统的一些疾病引起的膝关节疼痛。所以在患者就诊时,医生会详细询问病史,借助临床查体和辅助检查,从而进行鉴别。

接下来,我们可以通过一个临床小故事来看看一个不常见膝痛的原因,以了解找对病因去针对治疗是多么的重要。

2019 年的夏天,有位阿姨一瘸一拐地来到膝关节专病门诊,她的左膝关节弯着伸不直,所以走路一瘸一拐的。仔细询问,她说过年抱外孙下楼梯时不小心摔倒,左膝跪倒在地,当时大腿外侧有一根筋牵拉着痛,膝关节也痛得不得了。阿姨没去医院治疗,在家里休息了半个多月,大腿疼痛好多了,可奇怪的是这膝关节就伸不直了,而且一走路就疼痛。

考虑到她有外伤史,我们首先给她拍了 X 线片,排除了骨折。那么这是什么原因呢?

注意,这个患者交代了一个很重要的信息,就是其摔倒时是跪倒在地,呈"伸髋屈膝位",这样的姿势有可能会造成骶髂关节错缝。

果然,通过针对性的手法调整骶髂关节后,患者左膝竟然立刻伸直了,下地走路时也没有原来那么疼痛。她满意地微笑而归。

1. 膝痛都是膝关节疾病引起的吗

不一定。膝痛只是一个临床症状,能引起膝痛症状的疾病有很多。这也是为什么医生需要问病史、体格检查、拍片抽血后,才能最终给出明确诊断的原因。

仔细观察膝部皮肤,有时会发现膝痛是病毒性疱疹或者虫咬导致的。

(1) 有一些青少年在生长发育阶段会出现膝关节周围的生长痛。

(2) 风湿性关节炎引起的膝痛,局部呈现红、肿、灼热、剧痛,而且其典型症状为游走性。

(3) 多发性大关节炎,常见由一个关节转移至另一个关节,部分患者会出现几个关节同时发病情况。

(4) 类风湿关节炎多为双侧对称性小关节受累,也可累及膝关节,以疼痛、僵硬、肿胀、畸形以及部分患者出现皮下结节、发热为主。

(5) 腘窝囊肿、静脉曲张、骨肉瘤等均会导致膝痛症状。

防护建议

警察办案需要线索,医生看病也一样。患者就诊时要详细诉说病史,“诚实坦白,积极配合”,和医生一起,在无数繁杂的信息中抽丝剥茧,反复推敲,最终才能推理出正确的诊断,获得精准治疗。

2. 已经说是膝痛了,医生为什么还要反复问疼痛部位

首先,不同疾病可以出现不同部位的膝痛,而疾病侵袭的组织部位不同,病人表现出的疼痛部位也各不相同。疼痛是一种临床症状,往往是内在变化的一种外在表现形式,疼痛通常可以反映损伤的部位。疼痛部位的解剖结构是我们探讨疼痛原因的第一步。简单来讲,表浅的疼痛通常考虑皮肤以及浅表软组织损伤等,深层的疼痛则考虑骨骼、深部神经及血管系统等问题。

其次,相同疾病患者如膝骨关节炎患者,他们膝痛的表现也可有所不同,最典型的是疼痛部位不同。有些影响髌股关节而表现为膝前痛,有的影响内侧胫股关节而表现为膝内侧痛,有的影响外侧胫股关节而表现为膝外侧痛等。

所以在就诊过程中,患者能够清晰告知医生疼痛部位并指出相应的疼痛点或疼痛区域,对于医生做出进一步的诊断非常有帮助,而且可以提高诊疗效率。

3. 膝关节刺痛、胀痛、酸痛、冷痛有啥不一样吗

膝关节刺痛、胀痛、酸痛、冷痛都是对疼痛性质的描述,疼痛的性质不同,它背后隐藏的病因与病机不同。也就是说,医生通过了解膝关节疼痛是刺痛还是胀痛、酸痛、冷痛,可以大概辨病因病机。临床上我们可将疼痛性质分为以下几类。

(1) 胀痛:疼痛且有发胀感,为胀痛。常表现为部位不固定,受情绪波动影响,在身体各部位都可以出现,但以胸胁、胃脘、腹部较为多见。多因气机郁滞所致。

（2）刺痛：疼痛如针刺，称为刺痛。常表现为部位比较固定。全身各处均可出现刺痛症状，但以胸胁、胃脘、小腹、少腹部最为多见。多因瘀血所致。

（3）窜痛：疼痛部位走窜不定，或攻冲作痛，称为窜痛。好发部位为胸、胁、脘、腹等处。多因气滞所致。气无形而喜通畅，气滞为痛，亦多见窜痛。

（4）游走痛：疼痛部位游走不定，称为游走痛。常见于痹病。多因风邪偏胜所致。

（5）固定痛：疼痛部位固定不移，称为固定痛。若胸、胁、脘、腹等处固定作痛，多是瘀血为患；若四肢关节固定作痛，多因寒湿、湿热阻滞，或热壅血淤所致。

（6）冷痛：痛处有冷感而喜暖，称冷痛。常见于腰脊、脘腹、四肢关节等处。多因寒凝筋脉或阳气不足而致。

（7）灼痛：痛处有烧灼感，称灼痛。可见于肝火犯络两胁灼痛，胃阴不足脘部灼痛及外科疮疡等证。多由火邪窜络，或阴虚阳亢，虚热灼于经络所致。

（8）绞痛：痛势剧烈如绞割者，称为绞痛。如心脉痹阻引起的"真心痛"，结石阻滞胆管引起的上腹痛等。其特点是疼痛、有剜、割、绞结之感，疼痛难以忍受。多因有形实邪突然阻塞经络、闭阻气机，或寒邪内侵，气机郁闭，导致血流不畅而成。

（9）隐痛：痛而隐隐，绵绵不休，称隐痛。常见于头部、四肢、腰部及全身。其特点是痛势较轻，可以耐受，隐隐而痛，持续时间较长。多因阳气不足，精血亏虚，脏腑经络失于温养所致。

（10）重痛：疼痛伴有沉重感，称重痛。多见于头部、四肢及腰部。多因湿邪困阻气机而致，多见于湿证。

（11）酸痛：疼痛兼有酸软感，称为酸痛。多因湿邪侵袭肌肉、关节，气血运行不畅所致，亦可因肾虚骨髓失养引起。

（12）掣痛：痛处有抽掣感或同时牵引它处而痛，称为掣痛。其特点是疼痛多呈条状或放射状，或有起止点，有牵扯感多由筋脉失养或经阻滞不通所致。

（13）空痛：痛而有空虚之感，称空痛。常见于头部或小腹部等处。其特点是疼痛有空旷轻虚之感，喜温喜按。多因气血亏虚，精血不足，脏腑经络失其荣养所致。

4. 为什么膝痛晚上比白天厉害

有一部分患者膝痛症状在夜晚较明显。夜痛明显并不是膝关节疾病的常见症状。以膝关节骨性关节炎为例，其症状特点是早上睡醒后感到疼痛不适，关节僵硬，屈伸不利。但是这种疼痛僵硬的感觉通过稍事活动或者按揉关节后，可以在半小时内缓解。之后若工作劳累，患者通常在下午又出现症状加重的情况。

《黄帝内经》中写道："夫百病者，多以旦慧昼安，夕加夜甚，何也？岐伯曰：四时之气使然。"古人也认识到各种疾病，病人大多是早晨感觉神气清爽，白天安静，傍晚病情加重，夜间最严重。而且认为这是和大自然的规律有关。生病之人体内正气（阳气）和邪气是不断斗争的。人体早晨阳气生发，邪气衰退，所以病人感到神志清爽；中午人的阳气逐渐隆盛，正气能胜邪气，所以病人较安静；傍晚人的阳气开始收敛，邪气就会逐渐嚣张，所以病情加重；半夜人的阳气闭藏于内，只有邪气处于身形，所以疾病就甚重。

临床上确实有膝痛患者存在白天症状轻而晚上症状重的情况。这是因为白天患者处于各种繁忙的工作中，注意力转移分散，对疼痛的关注度会下降。而到了晚上，安静状态下注意力集中，会感觉疼痛加剧。有研究表明，慢性疼痛患者在静息状态下与疼痛相关的脑部区域会出现更多异常信号,也解释了为什么有些人晚上会更加疼痛。此外,晚上安静平躺后,血流速度减慢,炎性物质产生堆积,当炎性物质达到一定阈值后会使患者疼痛的感觉加重。

需要提醒的是,如果夜间疼痛非常明显,还需要排除其他疾病可能,比如恶性肿瘤。单纯膝骨性关节炎患者出现夜痛明显的情况,可以在医师指导下采用药物、热敷、针灸、推拿等治疗方案,均可改善夜痛症状。

5. 为什么膝关节有时痛有时又不痛

疼痛只是膝关节疾病诸多表现形式中的一种。仍以膝骨关节炎为例,该病起病很缓慢,早期常常一点感觉也没有或者偶尔有点疼痛。随着疾病的发展,到了中后期可表现出明显膝关节疼痛,膝关节无法弯曲、蹲厕所的动作无法独立完成、膝关节变形等。所以可以发现疼痛不是所有膝骨关节炎患者共有的症状,有些患者可能表现为关节僵硬、屈伸受限、关节变形或者甚至没有任何症状。

但疼痛仍然是膝骨关节炎常见的临床症状,也是患者就诊时最常出现的临床主诉。膝痛产生的原因有很多,滑膜炎症、关节内静脉压升高、关节囊牵张、膝关节周围韧带及软组织受刺激、骨髓水肿、骨赘形成等可能都是重要的致痛因素。疼痛还会随着病情的变化而变化。有些患者的膝痛与天气变化有关,气温、湿度和气压的变化都可使疼痛明显加重。

中医认为"不通则痛,通则不痛"。寒湿、湿热均会导致膝痹的产生,湿热及寒湿会闭塞经络,经络不通,便产生了疼痛。通过散寒清热除湿,可以恢复经络的通畅,这时疼痛就会缓解。此外,瘀血闭阻会堵塞经络，肝肾亏虚也会使气血在经络中运行无力，从而导致不畅通。而通过活血化瘀，补益肝肾的方法就可以达到疏经通络止痛的目的。

总之我们知道，有些膝关节疾病不一定表现为疼痛。即使是以疼痛为主要临床症状，其疼痛程度也因各种因素会加重或减轻，所以才会出现有时痛有时不痛的情况。

6. 膝痛加重就是疾病加重了吗

不一定。疼痛只是膝关节疾病常见症状中的一种。疾病的严重程度并不是单一用疼痛程度来判断的。如同我们评价一道菜好不好吃，我们要从色、香、味三方面来打分一样，疾病是否加重也是需要从多维度去评价。以常见的膝骨关节炎为例，2019 年《膝骨关节炎阶梯治疗专家共识》发布，文章中提出了膝骨关节炎的分期标准，以临床症状（疼痛、活动、肿胀和畸形）、影像学检查为标准，将膝骨关节炎分为初期、早期、中期和晚期。

疼痛并不是唯一衡量标准。判断膝骨关节炎严重程度，需要从疼痛、活动度、肿胀、畸形还有影像学表现等这些维度去综合评估才能得出结论。

防护建议

如果出现了膝关节疼痛或者疼痛加重的情况，先别紧张，这并不一定代表疾病的恶化，请至医院就诊，寻求进一步专业帮助。

膝骨关节炎分期

	疼痛	活动	肿胀	畸形	X线片
初期	偶发膝关节疼痛	可正常进行日常活动	无膝关节肿胀	无明显畸形（或原有畸形）	显示关节间隙可疑变窄，可能出现骨赘
早期	经常出现膝关节疼痛	日常活动基本不影响，少数患者平路行走偶有影响，常于起立、下蹲或者上下楼梯时疼痛，活动轻微受限	偶发肿胀	无明显畸形（或原有畸形）	显示关节间隙轻度狭窄，有明显的小骨赘
中期	经常出现膝关节严重疼痛	日常活动因为疼痛而受限	复发性膝关节肿胀	可能出现明显膝关节轻度内翻或外翻畸形	显示明确的关节间隙狭窄，有中等量骨赘，软骨下骨质轻度硬化，可能出现膝关节骨性畸形（内翻畸形、外翻畸形、屈曲畸形）
晚期	膝关节疼痛非常严重	日常活动严重受限	可能经常出现膝关节肿胀	可能出现严重的内翻、外翻畸形或屈曲挛缩畸形	显示严重的关节间隙狭窄，大量骨赘形成，明显的软骨下骨硬化，明显的膝关节骨性畸形

7. 膝痛都是经络不通引起吗

从"不通则痛，通则不痛"的角度来看，的确很多膝痛都是经络不通引起。

"不通则痛，通则不痛"表达的含义就是如果气血畅通就不会疼痛，如果疼痛就说明气血不通。风寒湿、风湿热、瘀血、气血亏虚均会导致膝痹的产生。风寒湿三邪攻击膝关节时，风邪属于进攻时候的座驾，负责载着寒邪和湿邪一起侵袭人体；"寒主收引"，寒邪会使膝关节周围经络气血运行变缓；湿邪助攻，阻碍气机运行，导致局部经络气血运行不畅，从而产生疼痛。风湿热三邪攻击膝关节时，风邪依然是座驾，湿邪为主攻手，阻碍气机运行，导致经络运行不畅，而湿邪久留不除会转化为热邪，在湿热二邪共同侵略下，膝关节便产生了红肿热痛。瘀血攻击属于直捣黄龙，直接堵塞在气血运行之处，不通则痛。而气血亏虚的情况下，人体气血运行会减缓，就像早高峰堵车一样产生了连锁反应，经络这条高速公路就排起了长队，导航 APP 提示该路段为红色，膝关节用疼痛提出了抗议。

所以我们可以发现无论哪种情况，最终都是导致了经络不通的结局，从而产生了疼痛。但当我们从别的理论体系探讨膝痛的病因病机时，往往并不全是经络不通了，也常有"不荣则痛"之说，亦有如《张氏医通》所云："膝痛无有不因肝肾亏虚者也。"

8. 为啥有膝痛但查血、拍片子都没问题呢

有些患者查血、拍片子后发现都没有问题，很懊恼，觉得花了钱做检查，但是没检查出来什么问题，那就是花了冤枉钱。而事实上，医生给患者下诊断的依据有三个方面：临床症状，体格检查与辅助检查。即使是阴性的辅助检查结果，对诊断也有积极的作

用。我们来举例还原一下诊疗流程。

　　一位 60 岁女性患者来到医院就诊,说自己昨天挤公交时不慎摔倒,左侧膝关节着地,现在明显疼痛而且膝关节有点肿。听完患者的叙述,医师会问一些他们想知道的问题:有没有骨质疏松病史(目的:判断骨折的概率);是被人撞了摔倒还是自己眼前发黑摔倒(目的:排除神经系统疾病)。随后会进行相应体格检查,最后开立左膝关节正侧位以及轴位 X 线片来帮助自己进一步明确诊断。由于有外伤史,加上年龄的考虑,我们首要任务就是排除骨折的可能。

　　患者 X 线片提示没有明显骨折线,所以暂时考虑诊断:膝关节周围软组织挫伤。这时患者是不是应该很后悔——蛮好不要拍片子?相信如果可以留言,大部分读者看到这里会说:难道不是应该庆幸自己没有骨折吗?

　　其实该患者还不能完全排除骨折,因为骨折线的形成有延迟性,有时候一周后才会有影像学表现。所以医师最后告诉患者,需要制动休息,配合外用止痛膏药,一周后复查 X 线片,病情如有变化要及时就诊。

9. 膝关节有骨刺就一定会膝痛吗

不一定。

骨刺,在医学上称骨赘、骨质增生,骨刺是种正常的生理退化现象,是人体的一种保护性生理反应,每个人都难以避免,区别仅仅是有的人出现得早些,有的出现得较晚些。随着年龄的增长,骨质增生会逐渐明显,但是增生的程度轻重不一,凡是活动多、负重大的关节会较早地出现骨质增生。

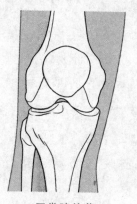
正常膝关节

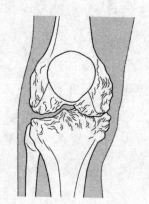
膝骨关节炎关节

骨刺与疼痛的因果关系并不成立,二者之间不存在必然性。举个简单的例子,随着年龄的增长人会长白头发,但是看到一个人有白头发并不代表他就是老年人,有些年轻人是"少白头",也有时尚青年喜欢将头发染成灰白色。所以骨刺只是你骨头上的"白头发",是否产生膝痛还需要结合其他因素综合评估。

膝关节由于是全身负重最大的关节,因此常常伴随着关节"骨刺"的发生。但骨刺本身并不会引起疼痛,它只是人体对于退变进行的一种保护代偿模式,但因为不当的姿势或长期高负荷的活动,骨刺会刺激周围软组织,造成疼痛。因此膝关节有骨刺并不一定会膝痛,不良的诱因才是"罪魁祸首"。

10. 为什么上下楼梯时膝关节突然卡住了

这种现象我们称之为膝关节交锁。

膝关节交锁的症状多见于日常行走、上下楼梯、下蹲等活动中。出现这个症状预示着关节内部功能紊乱，但不是所有的膝关节内部功能紊乱都会出现交锁症状。临床研究显示，膝关节交锁引起的原因有多种：关节内游离体、半月板损伤、前后交叉韧带撕裂、脂肪垫血肿及滑膜皱襞综合征等。

最常见的交锁原因是关节内游离体。游离体的产生是由于膝关节软骨磨损、皲裂的软骨掉下来或者骨赘掉下来形成了关节内的小骨头，也叫"游离鼠"，这个游离体会在关节内到处跑，偶尔会嵌顿到胫骨和股骨中间，在关节由屈曲位向伸直位活动时可能就导致严重的疼痛并出现交锁症状。

半月板损伤也是产生交锁症状的常见原因。半月板是位于胫骨与股骨之间的纤维关节软骨，保护了关节面并有缓冲器的效果。外伤或者退行性损伤是半月板损伤的主要原因。半月板原本是光滑并契合膝关节屈伸活动的，但半月板损伤后，半月板表面便毛糙不顺滑，在膝关节进行屈伸活动时，关节面会与之摩擦碰撞产生不适。在半月板损伤的缓解期，关节交锁症状时常出现，表现为活动时突然关节"卡住"不能伸屈。

膝关节交锁时部分患者可以通过缓缓地晃动膝关节或者某些特殊体位自我解锁，如果不能缓解，仍需要去专科医生处就诊，及时明确病因与对症处理。

11. 上楼梯膝痛与下楼梯膝痛有区别吗

两者是有区别的。

有研究发现，上下楼梯是很多人最早注意到的膝部疼痛的负重活动。在上楼梯时，膝关节的软骨面要承受超过体重3倍左右的压力,而下楼梯时膝关节要承受 6 倍的体重,极易对半月板、软骨产生压力。一旦爬楼梯时出现膝部疼痛,可能是关节炎的一大早期信号。

中老年人出现上下楼的膝部疼痛,往往是髌骨和股骨滑槽在进行摩擦、屈伸的过程中,退变的软骨受到刺激以后造成的。髌骨软骨退化最早出现的是下楼痛而不是上楼痛,只有到了非常严重的阶段才会出现上楼、下楼同时痛,一般很少会单独出现上楼的疼痛。

半月板就像一张垫子,起到缓冲、减震及部分稳定作用,如果存在半月板损伤,则容易产生局部的疼痛现象,影响膝的屈伸活动,加速关节退变。膝半月板损伤常见于膝关节伸屈伴随小腿内外旋或内外翻,使半月板产生矛盾运动所致。当膝关节伸屈时,股骨髁在半月板上滑动,伸时推动半月板向前,屈时向后;膝关节旋转时,半月板与股骨内外髁一致活动,其旋转发生在半月板与胫骨平台之间,一侧半月板向前,另一侧半月板向后。而当膝关节处于半屈曲,小腿内旋或外旋位时,半月板即被挤住而不能运动。这个时候突然伸直或进一步旋转,半月板本身的纤维软骨或其周缘的纤维组织所承受的拉力超过其本身的耐力时,即会发生撕裂。如果患者只有单纯的上楼膝关节痛,首先考虑最多的还是半月板的问题,做一个磁共振检查对早期诊断半月板损伤还是很有帮助的。

防护建议

由于下楼时膝关节比上楼时需要承受更大的压力,下楼膝关节疼痛更为多见,所以平时应尽量放慢上下楼梯的速度。下楼时,尽量使用扶手,老年人可以使用拐杖助力,减轻身体对膝盖的重量压力。

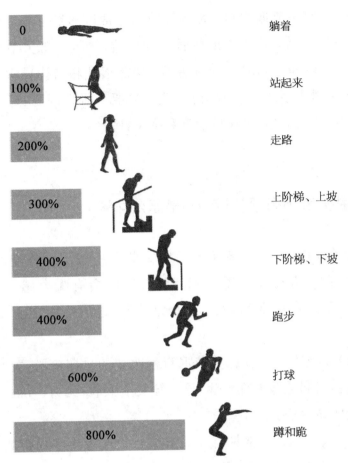

0	躺着
100%	站起来
200%	走路
300%	上阶梯、上坡
400%	下阶梯、下坡
400%	跑步
600%	打球
800%	蹲和跪

不同行为姿势下膝关节的承重情况(体重的倍数)

12. 为什么髌骨下面的地方一直隐隐作痛

　　髌骨下面或者膝前的疼痛常常被称为髌股疼痛综合征。前膝弥漫性疼痛多见于下蹲、跑步、上下楼梯、坐位站起时,目前该病的发病机制仍不明,但是多项研究均证实,髌骨运动轨迹的改变是髌股疼痛综合征致病因素,髌骨的运动轨迹异常可能造成异常压力,而膝关节近端和远端各环节的异常运动都可能造成下肢力线不齐,进而影响正常的髌骨运动轨迹,导致异常关节应力的增加,导致疼痛。病因可分为两类:功能紊乱和结构异常。目前治疗多采用非手术的治疗方法,主要包括:肌力训练、延展度训练、肌内效贴、支具、足踝矫形器和推拿针灸等。

13. 膝关节不痛,但是无力,是怎么回事

随着年龄增长,中老年人的膝关节会出现不同程度的退行性病变,部分人在上下楼梯、下蹲起身时,会有无力感,因而影响了生活中的正常活动。可能导致膝关节无力的主要原因如下。

(1)局部炎症:在膝关节退行性改变的早期阶段,关节软骨的磨损会引起关节局部炎症,导致膝关节酸软、无力,一般平地行走时无明显疼痛。

(2)关节损伤:常见有膝关节半月板或者十字韧带的损伤,多有膝关节外伤史。损伤的半月板如部分滑入关节之间,妨碍关节伸屈活动,可导致膝关节交锁,典型症状为突发性膝盖无力。

(3)肌肉萎缩:中老年人不可避免地会发生骨骼肌质量下降及肌力减退,尤其是平时缺乏运动的人群,导致膝关节无法承受身体重量,腿部无力发软。

(4)其他:膝关节不痛、无力究竟是何原因引起的仍需要结合其他症状、专科检查综合考虑,有时肌电图是首选的辅助检查。

防护建议

● 在生活中应尽量避免频繁上下楼梯以及搬重物等活动，当膝关节觉得不舒服时就应立即休息，以减少磨损。

● 由于蹲下时膝关节负重最大，因此避免半蹲、全蹲或跪的姿势，并避免在膝关节屈曲时做腿部的旋转动作，避免半月板损伤。

14. 膝盖一直肿，都变形了，是什么原因

膝盖肿胀是比较常见的现象，肿胀可能突然发生，也可能逐渐引起，或轻微或严重。大部分的膝盖肿胀和关节积液有关。

关节囊是关节内的结构之一，它就像一个囊，包裹着整个关节。正常的人体膝关节里都有滑液，称之为关节液，正常人的膝关节腔内的关节液有 3～5 ml，广泛分布在关节囊中，关节液起到滋养和润滑关节的作用，使关节可以活动自如。当多余的液体在关节囊内积聚时，通常会导致膝盖肿胀。

中老年人膝盖肿大多是因软骨退变与骨质增生产生的机械性和生物化学性刺激，继发膝关节滑膜水肿、渗出和关节腔过量积液等病理改变导致的。在膝骨关节炎发病早期，常合并有滑膜炎，此时膝关节肿胀明显；而晚期骨关节炎则以软骨或软骨下骨的病变为主要表现，会出现关节严重畸形、关节间隙狭窄和巨大的骨赘等，因此这时候的膝盖肿大多是骨性肿胀变形。青壮年人膝盖肿大多是因膝盖内部的一些结构（韧带、半月板）受到急性创伤和慢性损伤后，产生的刺激导致滑膜液增加，当关节囊内液体

过多时,膝盖就会肿胀。

肿大的膝盖在多数情况下可以选择积极的保守治疗,短期之内如果存在大量膝关节积液可以考虑关节抽液;少量积液引起的肿胀可以口服非甾体类消炎镇痛药物和营养软骨的药物进行治疗。同时需要减少运动量,卧床时抬高下肢促进淋巴液回流,急性期过后可局部进行热敷或者熏洗。

此外,如果膝盖存在有感染和出血的情况,也会引起膝盖疼痛伴有肿胀的情况,此时需要及时到医院就诊处理。

15. 膝关节红肿热痛是怎么回事

一般红肿热痛是炎性细胞释放的炎性物质产生的结果。红和热是炎症反应,肿是大量液体渗出。当肌肉拉伤、关节扭伤、骨折等受伤时,炎性细胞一样会快速聚集在受伤部位,引起局部红、肿、热、痛。

膝关节出现红肿热痛多由于膝关节的滑膜出现了急性炎症,此时应休息,抬高患肢,避免不必要的站立和行走。暂时避免热敷,可以适度冷敷。可配合外用的消炎镇痛的贴剂,口服消炎镇痛药以快速消炎消肿。

16. 膝关节滑膜炎是怎么回事

膝关节是全身关节中滑膜最多的关节,故滑膜炎以膝为多见。正常的滑膜附着在关节囊(和腱鞘)内表面,与关节腔相通,分泌滑膜液润滑关节。在受各种病因(如骨质增生、关节炎、关节结核、风湿病等和创伤性外伤、关节内损伤、周围软组织损伤、手术等)刺激使得滑膜损伤而产生炎症反应,而滑膜对炎症刺激的第一反应是分泌渗液,从而导致关节肿胀起来,而变得松弛不稳;第二就是炎性物质刺激关节囊的痛觉神经产生疼痛。所以膝关节滑膜炎表现为膝关节疼痛,活动时加重,关节因积液而肿胀。

能导致膝关节出现滑膜炎的原因主要分为外在和内在因素。外在因素以急性损伤或慢性劳损(包括手术损伤)等机械性损伤为主要形式,它是创伤性滑膜炎的重要发病因素。内在因素包括感染、代谢异常、免疫等。感染性的如滑膜结核、化脓性关节炎;代谢性如痛风性关节炎;免疫性如类风湿性关节炎。还有一种最不常见的是出血性的,如色素绒毛结节性滑膜炎、血友病性关节炎。所以当出现膝关节疼痛肿胀的时候,应及时到正规的医院进行诊断和治疗。

17. O 型腿与 X 型腿是咋形成的

一般来说,X 型腿是指自然站立时,两侧膝盖能并拢,双脚踝却并不拢;O 型腿则相反,双脚踝能并拢,膝盖却不拢;XO 型腿则是脚踝和膝盖都能并拢,但中间却留有明显空隙。

O 型腿和 X 型腿的出现分为先天因素和后天因素。先天因素主要是遗传性和婴幼儿时期疾病因素造成,大多属于骨性改变。而后天因素最常见的就是运动损伤的后遗症、不良的生活习惯和姿势导致,多属于软组织失衡性所致。长期受力失衡会引起肌肉分布发生改变,偏离正常的位置,同时也牵拉相应的关节发生移位,比如骨盆外展、膝关节内旋、脚踝外翻等,其中膝关节的位置是最重要的。如果由于长期的不恰当负荷,维持关节稳定的组织之间失衡甚至变得松弛，就可能导致关节排列的异常。最常见的是膝关节的内翻和外翻，这就形成了膝外翻 X 型腿和膝内翻 O 型腿。而对于中老年膝骨关节炎患者而言，膝外翻 X 型腿多与胫股关节外侧间隙变窄有关，而膝内翻 O 型腿多由于胫股关节内侧间隙变窄所致。

防护建议

- 有一个简单的方法可以比较承重（站着）和非承重（躺着）的时候，腿型是否有区别。若有区别，则说明是肌肉功能失衡所致，有通过运动加以改善的空间；若没有区别，则说明是骨性结构因素主导，通过运动改善的空间很小。

- 平时日常中要注意不做跷二郎腿、盘腿坐、跪坐、单腿受力等不良姿势，尽量少穿高跟鞋。

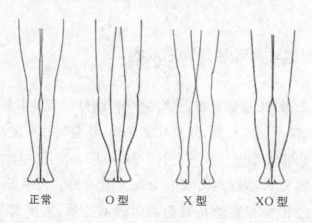

正常　　　　O 型　　　　X 型　　　　XO 型

18. 确诊膝骨关节炎一定要拍片子吗

不一定。

在骨科疾病中，当一个关节出现疼痛后，首先应判断疼痛位置在哪,疼痛的结构是什么,是骨、韧带、软骨、滑囊或是其他。这时候除了临床检查外,医生就需要通过拍片来了解关节内的情况,从而解决问题。如果有外伤史,需要排除骨折则首选 X 线片;骨关节病看骨骼间隙或是增生等可选 X 线片;想看关节内韧带、半月板等情况可选磁共振检查。

中老年人中多见原发性膝骨性关节炎,一开始疼痛症状大多不重,随着病程的发展逐渐出现关节活动时疼痛以及劳累后疼痛。当中老年人时常有膝痛或者关节活动受限时,需要由正规医院的医生来确诊是否得了膝骨关节炎。医生通常结合症状、体征和影像来确诊一种疾病。目前膝骨关节炎的诊断参照 2018 年中华医学会骨科学分会制订的膝骨关节炎诊断标准。

(1) 近 1 个月反复膝关节疼痛。

(2) X 线片(站立位或负重位)示关节间隙变窄、软骨下骨硬化和(或)囊性变、关节边缘骨赘形成。

(3) 年龄≥50 岁。

(4) 晨僵时间≤30 分钟。

(5) 活动时有骨摩擦音(感)。

满足以上诊断标准 1+(2、3、4、5 条中的任意 2 条)可诊断膝骨关节炎。

所以 X 线片不是诊断膝骨关节炎的必要条件。

19. 发生膝关节运动损伤后怎么办

膝关节内部结构的复杂性,使得其在运动过程中能发挥至关重要的作用。膝关节稳定系统包括侧副韧带、交叉韧带、后关节囊韧带复合体及关节周围肌群等。膝关节是在运动时最易发生损伤的关节之一，运动中不当的方法和动作均有可能导致膝关节相关结构发生急性或慢性损伤。

膝关节损伤急性期需要制动休息，抬高患肢等，逐步可以配合针灸推拿理疗等。慢性期如无症状者可以不治疗，症状严重者经保守治疗无效时应及时考虑手术治疗。

20. 膝关节为啥有弹响声

一些人在久坐起身时能听见膝关节"嘎吱"的响声，还有些人上下楼梯时关节会"咔咔"响，还隐隐作痛。虽然都有弹响声，但两者是有区别的。

膝关节弹响医学上叫"弹响膝"，是膝关节在活动时，由于膝关节周围的肌腱滑动，或是关节内部相互摩擦、撞击发出声音和震动。膝关节响声一般分为两大类：生理性和病理性。生理性响声多见于膝关节在长时间保持一个姿势不变的情况下突然活动时，此时特别容易出现弹响。

正常成人的膝关节在久坐突然起身，或是久站突然下蹲或坐下时，常会发出清脆的声响。这种弹响类似于掰手指时产生的"咔咔"声。但是，如果重复动作想使弹响紧接着重复发生则是不可能的，必须使关节静止一定时间。生理性弹响不伴有疼痛或不适感，有时弹响后常有轻松感。此类弹响可不予处理。

另一种弹响称之为病理性弹响，常常提示膝关节内部结构或关节的相对位置发生改变。膝关节病理性弹响大多是由于髌骨外侧高压或髌股关节病引起的髌骨运动轨迹异常，或是膝关节滑膜皱襞、关节软骨损伤脱落所致。最多见的就是髌股关节的骨关节病，也叫髌骨软化症。就是说膝盖在蹲起的过程当中，膝盖前方这个小圆骨头后方有关节软骨，它跟股骨关节软骨形成膝关节的间室，就是叫髌股关节。这个关节在走平路的时候，受力是不大的，只有在蹲起、上下楼、爬山的时候，关节受力会比较大。好多人是因为髌股关节表面的关节软骨不光滑、不平整，在用力挤压的时候就会出现响声。

还有一部分弹响声是因为韧带长期紧张之后出现纤维化、僵硬，当它经过骨性突起的部位，在滑动的过程当中就会出现响声。此外，半月板撕裂也可能会引起膝关节的响声。原因可能是因为半月板撕裂部分卡在两个骨头中间，然后在活动过程中又离开骨头中间，此时会出现撞击性的闷响，这也是病理性的响声。

21. 膝痛和坐骨神经痛有关系吗

膝关节疼痛和坐骨神经痛是两个不同的临床表现，两者之间没有关联性。

从发病原因上看，膝关节疼痛多由于膝关节骨性关节炎，膝关节滑膜炎，半月板损伤等引起，以膝关节局部疼痛以及功能障碍为主要临床症状的一类疾病。坐骨神经是人体内最长的一根神经，从脊髓腰段的神经根发出，由臀部的梨状肌下方穿出，分布于大腿后方以及小腿、足部，指挥肌肉运动，传导皮肤感觉。坐骨神经痛是以坐骨神经走行区域疼痛为主要临床表现的一类疾病，主要病因常为腰椎间盘突出等外来压迫刺激，也存在环境因素、先天脊柱脊髓畸形等影响。

从疼痛部位上看，膝关节疼痛范围局限而坐骨神经痛疼痛范围大，且多呈放射状。膝关节疼痛主要局限在膝关节周围，有时存在膝关节皮肤温度升高、局部肿胀等的情况。而坐骨神经痛的症状主要是患侧下肢麻痛、乏力，活动受影响，沿坐骨神经行径有压痛、并有放射性痛，疼痛部位主要在臀部、大腿后侧、小腿后外侧以及足外侧，特别是抬腿时有牵扯痛，严重者可有患肢肌萎及跛行现象。

临床上，有部分坐骨神经痛会以大腿后侧以及腘窝处的疼痛为主要表现，这时候容易产生膝盖后侧疼痛的感觉，必要时需要就医进行鉴别。

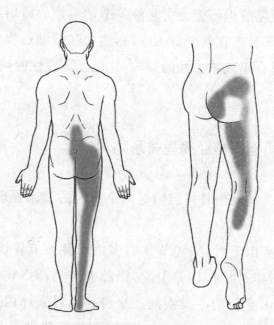

常见坐骨神经痛的部位

22. 膝关节痛和腘窝囊肿有关系吗

腘窝囊肿是一种常见的膝关节周围囊肿，又叫贝克氏囊肿

（Baker's cyst）。1877 年，一位名叫 Baker 的医生用医学术语描述了这种疾病，所以就以他的名字命名了这类发生于膝关节后侧的囊肿。大部分人发现时是无症状的，也可能会有膝关节后部定位不清的疼痛，有一定紧缩感。

腘窝囊肿可以导致膝关节疼痛，其导致的疼痛主要集中在膝关节后侧。大多数囊肿在膝关节后部的内侧被发现，外侧较少。囊肿通常是圆形的，光滑的，有波动感，在伸展膝关节时可能感到紧张变硬，而随着膝关节弯曲又变软。囊肿较大时可妨碍膝关节的伸屈活动，甚至可影响腘窝的静脉回流，出现局部或膝关节以下部位水肿。但大多数患者自觉症状不多。对于无症状的腘窝囊肿，可以不进行处理。

随着目前对于腘窝囊肿的研究发现，其发病机制主要是由于各种原因引起的膝关节内压力增高，导致腓肠肌内侧头与半膜肌肌腱滑囊膨出而形成。在腘窝囊肿早期，患者往往表现出半月板损伤或软骨损伤的症状。囊肿本身引起的症状往往与其大小有关，症状包括膝关节后侧或后内侧疼痛、憋胀感及关节僵硬。检查会发现腘窝的后方正中或者偏外侧有个圆形、光滑、有弹性的肿块，可有波动感。患者还会出现膝关节过伸痛，疼痛程度往往与活动程度密切相关。

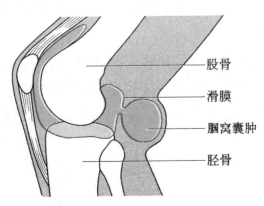

股骨

滑膜

腘窝囊肿

胫骨

23. 走路时膝关节突然发软，这是为什么

随着年龄的增长，人体各关节部位零件开始老化，很多人在平地行走或上下楼梯时，突然觉得腿忽然一软，有即将摔倒的感觉，有时伴有疼痛或膝关节交锁的情况。这种症状我们通常称之为"打软腿"。这种"打软腿"不等同于肌肉疲劳后产生的酸痛乏力的感觉，通常是由于膝盖周围软组织受到疼痛刺激时，突然发生痉挛所导致。

很多原因引起膝盖酸软无力和疼痛，既能单独出现，也能一起发生。研究表明：半月板损伤、膝关节韧带损伤、膝骨关节炎、髌骨软化症等均可产生"打软腿"的情况。

半月板损伤一般会有膝盖外伤史，上下楼以及蹲下的时候膝盖疼痛明显，发出弹响声，伴有膝关节交锁或卡住等现象，严重者会有肿胀和积液，以及关节屈伸活动障碍。

膝关节是由骨和周围韧带形成的稳定关节，韧带撕裂或断裂会引起膝关节的稳定性下降，出现腿打软，走路时膝关节有错动的感觉，严重者可能会有关节肿胀、疼痛等。

膝骨关节炎表现为上、下楼困难，下楼的时候膝关节发软、疼痛，容易摔倒，晨起或长时间保持一个姿势后膝关节僵硬感明显，稍活动后好转。

髌骨软化症是由于髌骨软骨面变得不平，造成软骨过早退化、缺损，从而使膝关节出现打软症状，半蹲起身时无力、疼痛，手按压髌骨上下或左右滑动，会有疼痛以及粗糙的摩擦感、摩擦声。

防护建议

　　老年人"打软腿"需特别辨明病因,很多时候需要医生检查以及影像学的帮助。如果经常发生一侧或两侧"打软腿",还需要排除由于中枢神经系统、动静脉等问题导致肢体偏瘫、肌力下降、间歇性跛行等情况。

24. 膝痛需要定期复查X线片吗

　　看病过程中,正确的诊断是及时有效治疗疾病的前提。定期复查可以对疾病转归进行预判,X线检查是膝痛患者常规首选检查项目,对检测关节间隙狭窄、骨质增生等方面显示较为灵敏,被广泛使用到临床中,是疾病诊断的重要参考依据。

　　就X线检查而言,影像学结论和临床诊断不能完全画等号。例如50岁以上的正常人膝关节X线片一般会有骨质增生的表现,但如果没有疼痛、僵硬等症状,就不能诊断为膝骨关节炎。所以,临床诊断需要症状、体征、影像三结合。对于有明确外伤史的膝痛患者,首次X线片如未见明显骨折线,为防止漏诊,需要于伤后3天或1周进行复查。老年膝痛患者如伴有骨质疏松症等,可以在保守治疗3～6个月后复查X线片。在日常生活中,如果发现膝关节突然疼痛加重、肿胀明显、活动受限,需要及时就诊复查X线片,必要时进一步行磁共振检查以明确诊断。

25. 查膝痛，X 线、CT、MRI 检查有啥区别

膝关节最常见的影像学检查有膝关节 X 线片、电子计算机断层扫描（CT）和磁共振（MRI）。X 线片由于其检查便捷迅速、价格较低，临床上被广泛应用，主要用来判断膝关节骨质增生、胫骨髁间嵴的变尖以及关节位置关系的改变等骨结构情况。CT 在 X 线显示征象的基础上，还可以显示关节内的钙化和游离体，对部分半月板变性也能显示。MRI 在显示早期骨质增生、钙化方面不如 X 线和 CT，对关节内较小游离体显示不够清楚，但 MRI 检查则对软组织有较好的显示，对滑膜、半月板、关节囊、韧带、透明软骨、软骨下骨改变较 X 线和 CT 更有优势，还可以检查出膝盖内是否有积液产生及积液量多少。

因此，对于膝痛检查而言，三种影像学技术互补长短，X 线平片可以作为初步筛查，CT 及 MRI 可为临床治疗提供更精细的信息，X 线、CT 与 MRI 检查均具有较高诊断价值，临床可根据患者具体情况选择合适的检查方法。

第三章

防 治 有 道

时光荏苒,健康行走团队已坚持膝关节防治科普14年。

还记得9年前在浦东潍坊街道做科普宣讲时,现场来了一位两鬓斑白的老人。由于双膝关节骨性肿胀,老人已经无法直着身子行走,只能伛偻着腰,拿着小板凳一步一挪地来到现场。为老人检查后,团队建议她手术治疗。老人轻轻摇头,喃喃自语:"哎,早一点去看就好了,你们早一点来就好了。"至今我们仍对那位老人交织着惊讶、害怕、恐惧和无助的眼神难以忘怀。

每位膝痛患者的病因不同,引起膝痛的疾病也不同。根据不同的疾病,西医治疗的方案也不同。但总体而言,针对膝痛疾病的治疗无外乎手术与非手术治疗。非手术治疗包括药物治疗、物理因子治疗、运动疗法、关节腔内注射治疗等,手术治疗包括关节镜、关节置换术等。

而中医药治疗膝痛充分体现了"未病先防,既病防变,瘥后防复"的治未病理念,与西医结合可以充分发挥中医药在疾病发展不同阶段的主导、协同、康复作用,针对性地解决疾病不同阶段的病理状态。但目前仍然有很多饱受膝痛困扰的朋友并不知晓中医也是治疗膝痛的"良药"。本章在介绍西医治疗膝痛方法的同时,将介绍推拿、自我按摩、针刺、艾灸、拔罐、刮痧、热敷、练功等不同中医治疗方法,为大家揭开中医治疗膝痛的神秘面纱。

1. 中医治疗膝痛有什么特色

中医认为膝痛从邪来论，无外乎风、寒、湿、热之邪气侵袭，抑或血瘀、痰浊阻滞等；从经络而言无非"不通则通""不荣则痛"；从"膝为筋之府"及筋骨理论而言，无非"筋出槽、骨错缝"等。正是有了这些对膝痛的独特理论认识，中医药治疗膝痛或通或补，抑或柔筋、整骨皆有特色。而且具有疗效可靠、并发症少、费用合理等优点。

中医防治疾病三大法宝：针灸、推拿、中药。针灸治疗膝痛讲究辨经络治疗，有刺法与灸法；推拿治疗膝痛以柔筋、整骨手法结合功法为主；中药治疗膝痛多以补益肝肾、活血化瘀、温阳通络、祛风散寒、清热利湿为主；三者可"各得其所宜"也可"杂合以治"。

大量研究表明，中药、推拿、针灸等治疗膝痛能减轻周围组织炎症反应，改善局部血液循环，改善关节功能活动，延缓病情进一步发展，大部分患者能取得较满意疗效。但部分患者通过中医药结合西医非手术治疗可能无效，病情甚至加重，在诊断明确情况下，必要时则考虑外科手术干预。

2. 哪些膝痛可以推拿治疗

推拿可以治疗髌骨软化症、髌下脂肪垫劳损、半月板损伤、髌股关节紊乱、膝骨关节炎等大多数膝痛疾病。但值得注意的是，推拿只适合用于这些疾病的特定病理阶段如早、中期阶段。当膝痛疾病发展到某些阶段的时候，如膝骨关节炎后期形成关节强直、屈伸受限、疼痛剧烈时，就不适合选择推拿疗法，而应该选择其他方法治疗,包括必要时的手术治疗。

推拿作为一种疗法,其适应证是广泛的,对于运动系统、神经系统、循环系统等疾病都有一定的疗效,涵盖了临床各学科,对于大部分膝痛疾病都有不错的疗效。如推拿结合早期运动康复可以显著提高膝半月板损伤患者的膝关节功能恢复优良率;推拿联合本体感觉训练可以降低膝关节滑膜厚度及积液范围,并改善髌股关节炎患者的临床症状。

但推拿也有许多禁忌证,包括:诊断不明的某些可疑骨折、外伤合并椎骨及附件骨折、肋骨骨折、韧带严重撕裂或断裂、皮下血肿、皮肤损伤、皮肤溃疡等,或患有结核、严重骨质疏松症、腰椎弓根崩裂等疾病者、肿瘤、骨髓炎等。急性关节扭伤肿胀严重者早期慎用推拿治疗。

3. 推拿治疗膝痛有啥作用

推拿治疗膝痛的中医治则为舒筋通络、活血化瘀、松解粘连、滑利关节。其作用主要是促进局部血液循环和新陈代谢,增加局部组织痛阈,改善关节腔的内压,促进关节腔内容物组织的修复,松解股四头肌和关节粘连,恢复关节的应力和张力平衡。

推拿包括手法和功法。推拿手法治疗膝痛能够改善患者下肢屈伸肌群肌力,增加关节活动度,改善关节软骨的营养和关节的润滑,延缓软骨的退变,且能促进膝关节周围组织修复,从而减轻疼痛,提高患者生活质量。而推拿功法的锻炼能强筋健骨、舒筋通络,有效增加患者膝关节周围肌群的肌力,加强稳定性,达到防治该病的目的。两者皆有效。

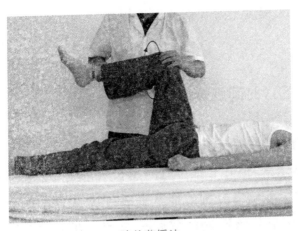

膝关节摇法

4. 推拿治疗时推得越痛效果越好吗

　　虽然推拿治疗时常选择压痛点治疗,但推拿治疗并不是越痛效果越好。好的推拿手法应该是"均匀、持久、柔和、有力、深透",正所谓"法之所施,使患者不知其苦,方称为手法也"。

　　推拿的主要作用为行气活血、舒筋通络等,从而达到"通而不痛"的效果。如果推拿的疼痛程度达到了让人无法忍受而大叫的程度,那不是手法追求的境界。《内经》中提到"诸痛痒疮皆属于心"而"心在志为喜","喜按"是慢性疼痛患者的普遍心理,推拿只要使患者产生喜悦感而不是痛苦就可以发挥作用。另外,从现代医学角度来看,疼痛部位往往伴随着软组织无菌性炎症。痛觉是人体的一种自我保护机制,起到一种警告作用。如果出现痛觉,那说明该动作会对人体造成伤害。推拿过程中如果出现了较剧烈的疼痛,那就应该及时叫停,以防造成不良后果。判断推拿是否有效,不应该以"越痛越好"来衡量,刺激强度以局部感觉酸胀、发热、柔和,全身微微出汗、颜面发红等为宜,在这种强度下推拿治疗能够极大程度上避免造成机体损伤。

5. 推拿治疗时间越长效果越好吗

推拿治疗需要一定的时间，推拿时间的长短是影响推拿治疗效果的因素之一，但并非推拿时间越长效果越好。如部分研究表明，采用单次 10～15 分钟的推拿手法与常规单次 20～30 分钟的操作，在治疗小儿咳嗽的疗效是一致的。在治疗小儿肌性斜颈时，相关研究认为"每次牵拉 30 秒，牵拉 10 次"能有效提高临床疗效。随着现代研究的进一步发展，诸多学者对推拿时间进行了更为细致的研究。如通过研究认为推拿治疗急性软组织损伤时，治疗时间应为 15 分钟左右，治疗次数为 2 次/天，这样能够有效提高治疗水平。

另外，在临床推拿治疗的过程中，应坚持中医的辨证论治，精准施策。首先准确细致的诊断是疗效的前提，在推拿中将细致的查体和影像资料相互结合，有的放矢地施以手法，才能起到事半功倍的效果。其次，不同的推拿手法其施治时间本身不同，如传统丁氏推拿治疗膝骨关节炎时，一般需要 15 分钟左右，而坐位调膝法治疗只需站起坐下三次，一般只需要 1 分钟即可产生明显疗效。

我们身体的承受能力是有限的，如果手法时间过长，可能会造成肌肉酸痛等不适的情况，所以就像锻炼传统功法中有一个说法叫作"留有余兴"，不能练到脱力。手法操作也是有放有收，动静结合的。能够用最轻、最短时间取得最佳临床疗效，更能体现手法安全性和保障患者的利益。

6. 治疗膝痛常用的推拿手法有哪些

膝痛常用的推拿手法有：一指禅推法、㨰法、按揉法、拿法、擦法、摇法、拔伸法等。

传统推拿手法治疗膝痛主要以理筋类手法和运动关节类手法为主。理筋类手法主要以一指禅推法、㨰法、揉髌以及擦法最为常用,研究表明理筋类手法能够提高其股四头肌的肌力和做功,缓解疼痛,改善症状。运动关节类手法主要以摇法和拔伸手法为主,通过对膝关节的屈曲与牵拉,可以有效增大膝关节间隙,减少关节面之间的摩擦,松解膝关节周围局部软组织,使膝关节屈曲范围增大,改善患者功能活动。

7. 什么是"膝痛自我按摩口诀"

膝痛犊鼻求,阿是常来揉。
血海阳陵叩,健康来行走。

上述膝痛自我按摩口诀是我们健康行走团队结合十多年的临床研究结果,将膝痛的自我按摩方法进行总结归纳,为方便老百姓们记忆而编创。其主要目的是帮助患者进行准确有效的自我按摩,改善膝痛,或预防保健,提高患者的生活质量。

口诀中犊鼻指犊鼻穴。犊鼻穴位于髌骨下缘,髌韧带外侧凹陷中。《灵枢·本输》:"刺犊

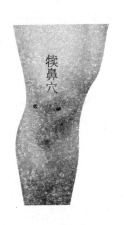

鼻者，屈不能伸。"《灵枢·杂病》："膝中痛，取犊鼻……"犊鼻具有通经活络、疏风散寒、理气消肿止痛、利膝的功效。临床主治膝痛、下肢麻痹、屈伸不利等。

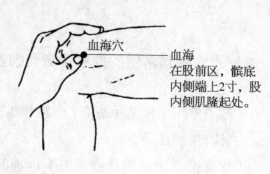

血海穴

血海
在股前区，髌底内侧端上2寸，股内侧肌隆起处。

阿是指阿是穴，又名不定穴、天应穴、压痛点。这类穴位一般都随病而定，多位于病变的附近，也可在与其距离较远的部位，没有固定的位置和名称。它的取穴方法就是以痛为腧，即人们常说的"有痛便是穴"。

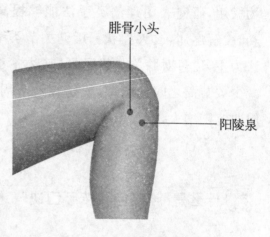

腓骨小头

阳陵泉

血海指血海穴，位于髌底内侧端上2寸，股内侧肌隆起处。血海具有理血调经、疏筋活血的功效。膝痛多为风寒湿邪入络，取血海穴盖取"治风先治血，血行风自灭"之意，可以行血活血，血行祛风而疗膝痛。

阳陵指阳陵泉，位于小腿腓骨小头前下方凹陷处。为八会穴之筋会，是治疗筋病的要穴，具有疏泄肝胆、清热利湿、舒筋通络的功效。《铜人腧穴针灸图经》："阳陵泉，治膝伸不得屈，冷痹脚不仁，偏风半身不遂，脚冷无血色。"

8. "膝痛自我按摩操"怎么做

以右侧膝痛为例,首先用右手食指、中指按揉犊鼻穴 1～2 分钟,然后再按揉自己的痛点(阿是穴)1～2 分钟,最后用空拳叩击血海、阳陵泉穴位各 1～2 分钟。可以每天按此步骤操作 1～2 遍。

按摩操中的按揉法是按法与揉法的复合动作。指按揉法是用手指罗纹面置于治疗部位,前臂和手指施力,进行节律性按压揉动。叩击法是用拳心或拳背或拳底有弹性地击打受术者的体表部位。

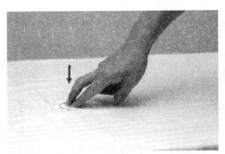
二指按揉法

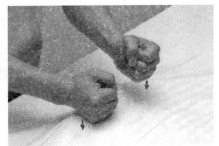
拳叩击法

9. 为什么有时推拿后膝痛反而加重了呢

有时推拿后膝关节疼痛反而加重,与手法力度的大小、手法施治的次数、个人的耐受度等因素存在相关性。

推拿手法的操作讲究"十字诀"即"持久、均匀、柔和、有力与深透"。推拿手法是一种机械性的压力,作用于体表,通过其"深透"作用,使深部组织发生相互运动,局部血液循环往复,组织修复加快,周围炎性及有害物质的吸收和代谢速率加快。"有力"是指手法有一定的力量,且这种力量不可以是蛮力和暴力,而是一种有技巧的力量,即所谓"刚柔并济"和老百姓口中的"软硬劲正好"。这种力量的施治是直接作用于肌体,肌体随之产生一系列生物学效应。医生一般会根据患者的感受调整力量的大小,但部分患者在第一次治疗时往往会因为机体耐受阈值等因素产生疼痛加重。主要是由于第一次治疗时,机体病变部位会产生瘀血水肿等病理产物渗出,当天可能会出现肿胀,一触即疼痛感,在随后的两三天中会逐步消失。待加重的疼痛消失后即可再次行推拿手法治疗,并逐步增加手法的力量。

10. 推拿治疗膝痛的频率与疗程是怎么样的

推拿治疗膝痛一般建议每周2~3次,4周为1个疗程。也应根据实际诊疗情况,如每个患者的个人情况来进行取舍,可以有弹性加减。

如我们在研究中发现,部分膝内侧疼痛的患者,只需要施以1分钟的坐位调膝法1次即可明显改善。部分患者的预后较为理想,复发的时间也得以延长,那么就可以适当减少治疗次数。另外一些患者症状相对较为严重,则可以收治入病房进行5次/周的综合治疗,2~3周为1个疗程。每次疗程结束后需对膝关节的情况进行重新的评估,以便制定符合当下情况的治疗方案。

推拿治疗膝痛过程中应"因人制宜"与"因时制宜"共同进行,制定针对性的个性化治疗方案。

11. 针灸为什么可以治疗膝痛

　　针灸是治疗膝关节疼痛的常用中医外治法,包括毫针针刺、电针疗法、温针疗法等,疗效显著。在世界卫生组织(WHO)官方公布的推荐使用针灸的 4 大类 107 种疾病中,膝关节疼痛被列为第一大类,即已通过大量临床研究充分证明针灸治疗该疾病是一种有效的治疗方法。

　　传统中医理论认为,针灸治疗膝关节疼痛可以起到舒筋通络、活血化瘀及行气止痛的作用。现代医学研究发现,针灸之所以可以治疗膝痛,主要通过外周和中枢神经系统两大途径。从外周来讲,针灸可以改善膝关节局部微循环、加快局部炎症物质吸收、改善局部肌肉张力平衡;另一方面,针灸可以通过刺激神经末梢,使中枢神经系统释放内啡肽等镇痛物质,并且使大脑控制疼痛的脑区皮层结构发生变化。针灸通过以上作用机制综合调控,最终起到治疗膝关节疼痛的效果。

12. 针灸治疗膝痛常用哪些穴位

　　根据膝痛的不同类型,针灸治疗所选取的穴位处方往往不尽相同,根据古代医籍和现代文献中所记载,可用于膝痛治疗的穴位多达一百多个。从选穴原则上来说,主要分成:阿是穴、局部取穴和远道取穴,通常这三类穴位可以配合使用。

　　阿是穴并非指某个特定的穴位,而是指病痛局部在体表的反应点(有酸、麻、重、胀、痛或色素改变、结节、肿胀等反应),直接在这些反应点上针刺,取"以痛为腧"之意。

局部取穴所选用的穴位相对比较固定,以近 20 年的现代文献数据统计分析,以下 8 个穴位的使用率接近占总数的 90%,按照使用频次由高到低依次为:

> 犊鼻、内膝眼、阳陵泉、血海、足三里、梁丘、阴陵泉、鹤顶。

远道取穴是指不在病痛局部取穴,而根据经络表里或对应关系,取上肢远端或者躯干的一些穴位进行针刺手法刺激,同时需要配合患处的主动运动,往往有非常好的即刻镇痛效果。

13. 自己在家中可以用灸法治疗膝痛吗

在诊断明确、有专科医师指导的情况下,可以在家用艾灸疗法来缓解膝关节疼痛。如中医经典理论认为,膝骨关节炎属于中医痹证的范畴,风寒湿三邪合而为痹,因此,祛风除湿,散寒止痛是治疗痹证的一大法则。灸法主要是通过灸火的热力和药草燃烧物、艾叶等相关物质对腧穴或病变部位的刺激以达到治疗疾病的目的。

在家中,我们通常可以采取悬灸的方法,操作起来比较方便,安全系数较高。操作时,将艾灸条的一端点燃,距离膝盖皮肤约 2～3 厘米,进行熏烤,可对整个膝盖进行反复旋转的回旋施灸,也可对准膝盖的穴位,如内外膝眼、阳陵泉、血海、足三里、梁丘、阴陵泉、鹤顶及阿是穴等,一般每处灸 5～10 分钟,至皮肤出现红晕为度,使局部有温热感而无灼痛为宜。

膝眼穴,经外奇穴名,出自《备急千金要方》,位于膝关节伸侧面,髌韧带两侧之凹陷中,内侧为内膝眼、外侧为外膝眼(犊鼻)。

足三里穴,是"足阳明胃经"的主要穴位之一,位于小腿外侧,犊鼻下 3 寸。

梁丘穴为足阳明胃经郄穴,出自《针灸甲乙经》,在股前区,髌底上 2 寸,髂前上棘与髌底外侧端的连线上。

阴陵泉穴,属足太阴脾经,位于小腿内侧,胫骨内侧下缘与胫骨内侧缘之间的凹陷中。

鹤顶穴,经外奇穴名,出自《医学纲目》,别名膝顶。位于膝部,髌骨上缘正中凹陷处。

14. 自己用灸法治疗膝痛有哪些注意事项

治疗前,先要判断一下适不适合运用艾灸疗法。如果处于以下情况则不适用艾灸治疗:

(1)膝关节有红肿热痛的急性炎症症状。

(2)局部皮肤有破损。

(3)身体处于发热、妊娠、过饥、过饱、极度疲劳、醉酒等情况。

治疗时,要控制好操作距离和时间,至皮肤出现红晕为度,使局部有温热感而无灼痛为宜,防止烫伤皮肤或者灼烧衣物,如果局部出现水泡,建议去医院处理。另外,施灸时还应注意室内通风,避免因为长时间密闭环境下艾灸熏蒸出现头晕、恶心等缺氧症状。

治疗后,注意膝关节局部保暖,避免受凉,在半小时后多饮一些温水来补充水分。此外应将用过的艾条装入密封的小口玻璃瓶或者筒内,防止其复燃。

15. 拔罐刮痧治疗膝痛有哪些注意事项

拔罐和刮痧也是传统中医外治疗法,操作方便,见效较快,经常用来治疗膝关节疼痛,但在操作时需要注意以下几点:

(1)由于操作时需要暴露皮肤,应注意控制室内温度,以免感受风寒,夏季避免空调或风扇直吹,冬季做好室内保暖。

(2)做好清洁消毒工作,以免交叉感染。施术者双手、受术者拔罐部位均应清洗干净或做常规消毒,拔罐和刮痧用具使用前必须严格消毒。

(3)避免在病人过饥、过饱及过度紧张时进行拔罐或刮痧操作。

(4)操作时应选择舒适的体位,拔罐一般不要超过 10 分钟。刮痧时用力均匀,以能耐受为度,因膝盖周围皮肤较薄,不可一味追求出痧而用重手法或延长刮痧时间。

(5)膝关节处的拔罐、刮痧一般可选用犊鼻、内膝眼、阳陵泉、血海、足三里、梁丘、阴陵泉、鹤顶、委中穴为主,以上穴位每次选用 4~6 个。

(6)刮痧使汗孔开泄,邪气外排,要消耗体内部分的津液,故刮痧后饮温水一杯,休息片刻。刮痧后为避免风寒之邪侵袭,须待皮肤毛孔闭合恢复原状后,方可洗浴,一般约刮痧后 3 小时。

16. 治疗膝痛常用的方药有哪些

中药内服治疗膝痛,是在辨证论治和整体观念的指导下,结合膝痛的发病特点,选择相应的方药来进行治疗。急性期治疗多以舒筋活络、清热化湿、散寒通络、利水消肿、活血化瘀等为组方原则进行辨证施治;缓解期治疗讲究标本兼治,多以滋补肝肾、活血祛瘀为主。

常用的口服汤剂根据不同证型有以下几种:风寒湿痹证可用防己黄芪汤合防风汤加减;风湿热痹证可用大秦艽汤加减;瘀血闭阻证可用身痛逐瘀汤加减;肝肾亏虚证则采用独活寄生汤加减。当然,所有的方药还要根据临床症状,由专业医师进行诊断和处方。

17. 膝关节手术后还可以针灸推拿吗

可以。

膝关节手术有很多种,包含关节镜手术、截骨术、人工关节置换术、关节融合术等。通常膝关节手术后,骨科医生也会建议患者尽快去康复科进行功能恢复训练。针灸推拿的禁忌证也并未包括膝关节手术后,因此只要术后局部没有感染、皮肤没有破损,均可使用针灸推拿治疗。

现代科学研究发现,在膝关节术后尽早(术后第一天即可开始)进行针灸推拿结合康复治疗,可以缓解术后局部疼痛,促进活血消肿,增加关节活动度,更快恢复关节功能,从而提高生活质量。因此,我们提倡并鼓励膝关节手术患者在术后尽早进行针灸推拿治疗,但相应的术后治疗,还应咨询专业医生后方可进行。

18. 膝痛是热敷好还是冷敷好

两者皆有效,需结合实际情况。

冷敷可使毛细血管收缩,减轻局部充血;可使神经末梢的敏感性降低而减轻疼痛;可减少局部血流,防止炎症和化脓扩散;可将体内的热传导发散,增加散热,降低体温。冷敷多适用于膝关节急性红肿热痛,如膝关节扭伤,膝关节半月板、韧带的急性损伤等早期局部软组织损伤。

热敷能使肌肉、肌腱和韧带等组织松弛,解除因肌肉痉挛、强直而引起的疼痛;可使局部血管扩张,促进血液循环,减轻深部组织充血,降低组织内压,有助于炎症的吸收和消退。热敷多适用于膝关节风寒湿痹引起的各种慢性疼痛。

同时也需要注意的是,不管是冷敷还是热敷,都应该注意控制时间和温度,避免持续时间过久造成的"继发效应"或者局部冻伤、烫伤。

最新一些研究显示,冷热敷交替疗法对于膝关节疼痛急性期临床效果更佳,还可以避免单一疗法对局部软组织可能带来的损伤,不过,建议患者在医生指导下进行操作。

19. 传统中药热敷方怎么使用

中药热敷是传统中医渍渍疗法中的一种,对膝关节疼痛有较好的效果。

这里介绍一个传统热敷方(本方只可外用):

香樟木、苏木、千年健、老紫草、钻地风、宣木瓜、桂枝、乳香、没药、红花、路路通、伸筋草。

将药材装入纱布袋,加水浸过纱布袋2～3厘米为佳,煎煮20～30分钟,把毛巾浸入充分蘸取药液,拧干后敷在膝盖上,一次热敷时间为 20～30 分钟,每天可热敷 1～2次。

热敷时,患处周围皮肤注意保暖,避免寒邪侵入。一般一剂药可重复使用 1～3 天,若中药变质或中药汤液颜色变淡,则需要更换。

如果出现水疱、破损等烫伤情况,应及时请医生处理,部分患者在热敷后出现皮疹、红斑等药物过敏反应,应及时停止使用。另外部分患者在热敷后会出现局部皮肤色素沉着,属正常现象,停止使用一段时间后即可恢复。

20. 中药熏蒸治疗膝痛有哪些注意事项

中药熏蒸、熏洗可以作为治疗膝痛的一种手段,但同时也要注意以下事项来规避潜在的风险。

中药熏蒸温度以 38～42℃为宜,每次时间应控制在半小时之内。中药熏蒸过程中应注意有无恶心、呕吐、胸闷、气促、心跳加快等不适,严防出汗虚脱或头晕,若有不适,立即停止熏蒸;老年膝痛患者在进行中药熏蒸时应有专人陪护。每次熏蒸后,应注意多喝温水补充水分,同时避免局部受凉。

此外,需要注意的是,以下人群不宜使用中药熏蒸:

(1)高血压、心脏病、急性脑出血、重度贫血、动脉硬化症等患者。

(2)饭前饭后半小时内、饥饿、过度疲劳者。

(3)妇女妊娠及月经期。

(4)急性传染病患者。

（5）有开放性创口、感染性病灶的患者。

（6）对中药熏蒸过敏者。

21. 什么是"膝关节四步锻炼法"

"膝关节四步锻炼法"是我们"健康行走"团队根据十余年临床研究,总结选取的四个简易锻炼动作,方便患者居家自我锻炼,以防病治病,提高治疗效果。

（1）坐位踢腿:坐位。上身保持正直,可以靠在椅背;大腿相对保持不动,缓缓抬起小腿,保持小腿伸直状态不动,让大腿肌肉紧张,持续3～10秒后,缓缓放下小腿,休息2秒,再抬起;如此重复10～15次为1组,每天训练2～3组。抬起小腿时,应该使小腿尽量伸直,足尖上跷更好。

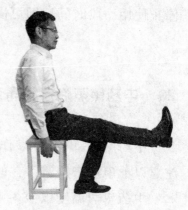

（2）马步站立:站立位,双腿分开与肩同宽;两手可置于两侧大腿上或平举于胸前;保持上身正直,缓慢下蹲至一定高度,保持下蹲姿势不动,持续3～10秒;缓慢起身,站直休息2秒,再下蹲;如此重复10～15次为1组,每天训练2～3组。刚开始锻炼时,下蹲高度可以稍微高一些,经过锻炼,下蹲高度可以逐渐下降,但是不宜让膝关节的屈曲角度小于

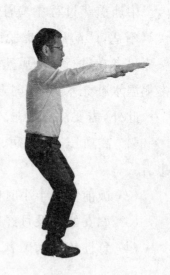

90°；下蹲时，髋膝同时弯曲，不要只是屈膝，通过膝关节的垂线不宜超过两足尖的连线。

（3）侧卧抬腿（外侧）：侧卧位，健侧在下，双腿并拢；将患侧下肢缓慢向上举起，直到两膝盖间分离一掌距离；保持3～10秒，缓慢放下，休息2秒，再抬起；如此重复10～15次为1组，每天训练2～3组。

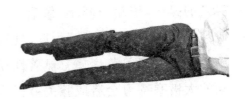

（4）侧卧抬腿（内侧）：侧卧位，患侧在下，双腿并拢；先把健侧下肢放在患肢膝盖的

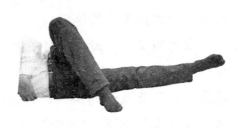

前方；将患肢缓慢向上举起，直到膝盖离床面一掌宽；保持3～10秒，缓慢放下，休息2秒，再抬起；如此重复10～15次为1组，每天训练2～3组。

膝关节四步锻炼法操作简易，易于患者居家自我锻炼，每天根据自己的时间和状况选取动作进行练习，持之以恒，必有收获。

22. 太极拳练习能治疗膝痛吗

不能，也能。

太极拳作为首批国家非物质文化遗产，全球有4亿多人在练习。它是一项广受大众欢迎的全民健身运动项目，既可强筋健骨，又可调养身心，能放慢现代社会带来的高速生活节奏，有利于人们的身心健康。太极拳的确是一项健康的运动，但许多老年人打完太极拳之后反而出现了膝痛的症状，所以有些人说太极拳不能治疗膝痛,还有可能适得其反。

之所以这样说,最主要的原因是很多人打太极拳仅仅完成了"形"的操作,依葫芦画瓢,鲜有人接受过专业的练习与指导。有研究表明,对太极拳理解程度、性别、准备活动时间的差异与练习中是否出现膝关节疼痛有显著性相关,许多不科学、不规范、不正确的太极拳练习会造成膝关节损伤和疼痛,被误认为是太极拳本身的问题。应该说,打太极拳如若方法错误,不仅不能治疗膝痛,反而会加剧膝关节的疼痛。

那为何又有人说打太极拳能治疗膝痛呢?因为进行正确、适量的太极拳运动,能增强局部肌肉力量,改善膝关节本体感觉,促进恢复膝关节及其周围神经、肌肉的损伤,调节情志。有越来越多的证据表明,正确的太极拳练习有利于改善膝骨关节炎患者的症状,改进行走能力;在人体功能与素质的改善上,和人体最适宜锻炼强度的运动项目达到了同样的效果。如此一来,打太极拳自然可以改善膝痛。2012年美国风湿病学会就把太极拳推荐为膝骨关节炎的非药物治疗方法之一。

这样说来,答案显而易见,想要通过打太极拳治疗膝痛,那便要动作姿势规范,循序渐进,量力而行,并根据自身体质及膝关节实际情况选择适合自己的招式套路。药物的使用尚不能抛开剂量谈毒性,打太极拳又何尝不是如此呢?

23. 易筋经练习能治疗膝痛吗

膝痛的原因较为复杂,但不离筋骨损伤。《素问·脉要精微论》曰:"膝为筋之府。"中医认为"筋为骨之用,骨为筋之养",对筋骨锻炼的易筋经可以很好地防治膝痛。

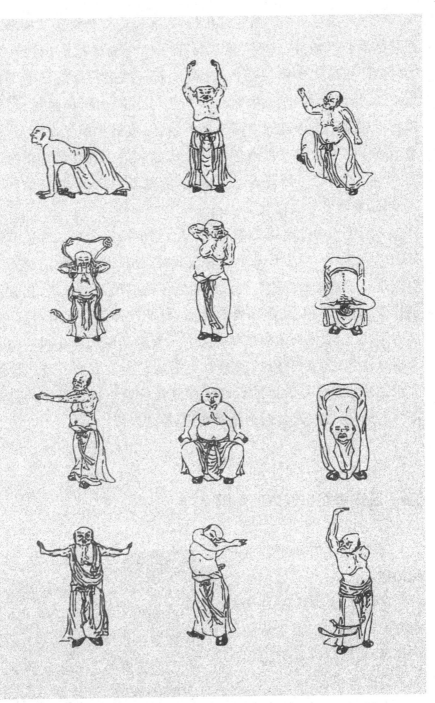

易筋经伸筋拔骨,动静结合

易筋经是独具中国特色的传统功法,是中国传统医学实践的智慧结晶。易筋经之"易"是取义于我国传统文化中《易经》之"易",有"变易""变化""变换"之义;"筋",泛指人身的经筋等系统;"经"是指经典,即古来载一事一艺之专书。所以"易筋经"主要是指通过一些特定的方法来锻炼身体,促进人体气血运行,并增强肢体的力量和改善人体各种组织器官的生理功能。正所谓"筋挛者易之以舒,筋弱者易之以强,筋弛者易之以和,筋缩者易之以长,筋靡者易之以壮"。

人们进入中老年以后,下肢肌肉力量的减退会增加膝关节疼痛的风险,因此,通过日常生活锻炼下肢肌肉,以此来预防膝关节疼痛是一个很好的办法。现在广为流传的易筋经十二式,具有伸筋拔骨、柔和匀称、动静结合的特点,既能拉伸活动关节,提高肌肉力量,又能增强身体的平衡能力。易筋经功法训练在减轻膝关节疼痛、缓解关节僵硬、改善日常生活活动能力方面有着积极的作用。功法锻炼对人体的影响是建立在长期坚持和循序渐进基础之上的,所以一定要做到循序渐进,持之以恒。

24. 膝痛者可以深蹲锻炼吗

不建议膝痛的患者进行深蹲锻炼。

深蹲虽然对肌肉力量有很好的锻炼效果,但是对膝痛的患者而言,过度屈伸会加重膝关节的负担。

在膝关节的康复中,制定

防护建议

膝关节肌肉力量的锻炼对膝关节有保护作用,但要注意姿势的选择,对于膝痛患者更推荐马步半蹲。

训练方案之前,首先要了解自己的身体状态。切忌在完全康复之前,在垂直面上,做过多挤压关节囊的动作,比如深蹲跳、大重量深蹲等动作。深蹲虽是锻炼下肢肌肉的好办法,但因姿势不对,对膝关节的损伤最为明显,在膝关节上下蹲立的过程中,膝关节的屈伸挤压对半月板的磨损最大,有可能造成半月板的损伤。

25. 消炎止痛药治膝痛有副作用吗

非甾体抗炎药(NSAIDs)广泛应用于镇痛治疗,其所致的胃肠道和心血管不良反应发生率高,且较为严重,极有必要对这两大类不良反应的风险进行综合管理。常见的非甾体抗炎药有芬必得(布洛芬缓释胶囊)、西乐葆(塞来昔布)、洛索洛芬钠、安康信(依托考昔)等。俗话说,"是药三分毒",非甾体类药物的确是常用药,但也有着用药风险。存在以下情况的患者用药可得留个心眼:

(1)胃肠道疾病:NSAIDs 已被证实会损害胃肠道,尤其会加大上消化道疾病的风险,造成损害的主要机制是其阻碍了能对胃黏膜起保护作用的前列腺素的合成,也有酸性药物对局部的直接损害。临床上常会搭配服用胃黏膜保护剂来减少胃肠道不良反应的发生风险。

(2)心血管疾病:NSAIDs 的使用与心血管发病率增加相关,包括加重充血性心力衰竭、血压增高、心肌梗死和心肌缺血等,这种风险可能随用药持续时间而增加。

(3)肝肾功能不全:几乎所有的 NSAIDs 可致肝脏损伤,从轻度肝酶升高到严重的肝细胞坏死。同时肾功能不全的患者在应用 NSAIDs 时也要严格遵医嘱。

（4）其他：存在哮喘、血小板减少情况者，孕妇、哺乳期妇女及儿童，都应谨慎使用。

总的来说，非甾体抗炎药可能引起的不良反应或风险均与药物的种类、剂量和疗程相关，因此合理使用非甾体抗炎药必须坚持选择最低的有效剂量和短期疗程。避免非甾体抗炎药之间的联合用药，也是降低不良反应的有效措施。当然，对于非甾体抗炎药的使用，还是建议先咨询医生更为安全。

26. 吃消炎止痛药就不痛，可以长期服用吗

口服非甾体药物，当症状消失时可以停止使用，症状反复时继续使用。

非甾体抗炎药兼具镇痛和抗炎作用。但是长期服用非甾体抗炎药可能带来一定风险，如胃肠道、心血管和肾脏系统的损伤，建议配合胃保护剂（奥美拉唑）等减轻不良反应。对于超过 60 岁的老年人，建议使用半衰期较短的非甾体抗炎药，并根据年龄适当减少每日剂量，并关注胃肠道不适症状、监测血压和肾功能，如出现腹痛、烧心、消化不良或柏油样大便，要及时停止用药，并咨询医生。

局部外用非甾体抗炎药可以降低胃肠道不良反应风险，尤其是对年龄≥75 岁的患者。研究显示对于该年龄段的患者，外用和口服非甾体抗炎药物对于疼痛的减轻具有相似的疗效。非甾体抗炎药的胃肠道和心血管相关不良事件发生率高，且较为严重，但可通过对患者进行风险分级管理来防治。

27. 吃氨基葡萄糖有没有用？国外代购的保健品有没有用

目前对氨基葡萄糖在使用方面存在一定争议，国外代购的保健品一定要慎重。

氨基葡萄糖是形成人体软骨细胞的重要营养素，是合成氨基聚糖的基本物质，是健康关节软骨的天然组织成分。随着年龄的增长，人体内的氨基葡萄糖的缺乏越来越严重，关节软骨不断退化和磨损。部分研究表明盐酸氨基葡萄糖胶囊可降低膝骨关节炎患者血清 TNF - α 等炎性因子水平，进而减轻膝骨关节炎患者的疼痛并改善膝关节功能。但目前对于氨基葡萄糖的疗效仍存在一定争议。

国外代购的保健品，其功效无法明确考量。首先应需明确，保健品非药物，并不针对疾病而言，无法达到所需要的治疗目的，无法代替药物。部分保健品会引起较为严重的肝肾疾病，损害机体健康。老年人尤其应注意虚假宣传诈骗行为，防止上当受骗。

28. 膝骨关节炎患者需要经常吃钙片吗

膝骨关节炎是一种退行性疾病，与缺钙没有必然联系，所以吃不吃钙片与膝骨关节炎治疗没有太大直接关系。

但是合并骨质疏松的患者，由于骨质疏松后骨皮质的退化，会造成关节腔内软骨受力不均，导致关节面塌陷，关节间隙狭窄，发生膝关节骨性关节炎，进而产生疼痛，严重者可出现骨性畸形，影响日常生活。那么，就需要在医生的指导下，服用补钙、补维生素 D 及抑制骨质吸收丢失的药物等。

29. 注射玻璃酸钠能预防膝痛吗

玻璃酸钠又名透明质酸钠，为关节滑液的主要成分，在关节腔内起润滑作用。通过注射玻璃酸钠可以有效改善患者的膝关节疼痛，对关节的功能亦有较为积极的意义。

国外学者 Peyron 等首次应用关节腔内注射玻璃酸钠治疗骨关节炎患者，至今已有 30 余年的历史。一般使用时和糖皮质激素联用。虽然玻璃酸钠并无明显的不良反应，但在国外针对其疗效存在一定的质疑，且产品的安全性尚处于被评估状态。长期注射玻璃酸钠亦有可能导致关节腔内液体过多，无法有效代谢，导致膝关节肿胀。故暂不支持注射玻璃酸钠预防老年性膝骨关节炎。

随着年龄的增长，滑膜细胞产生滑液的功能下降，滑液生成减少，导致软骨软化、磨损、缺失。因此，滑液的补充显得尤为重要。玻璃酸钠是膝关节疼痛的治疗手段，如果老年人没有症状，不需要通过注射玻璃酸钠进行保健。

30. 玻璃酸钠注射治疗有效吗？会对身体有什么影响吗

玻璃酸钠关节腔内注射对膝痛有用且安全，但是请注意，这里有一个小小的前提：如果您的膝关节被诊断为运动损伤、骨折或是风湿免疫类型的关节炎时，建议您回顾第一章"膝痛有因"的第 2 问以及第二章"膝痛有别"的第 1 问。玻璃酸钠主要适用于膝骨关节炎等软骨退行性改变的疾病。

有部分患者朋友可能对玻璃酸钠有些害怕，但其实我们了解它的真面目后,就会发现原来它一直在你我的身边。玻璃酸钠本质上是一种高分子量的多糖,广泛分布于人和动物的各个组织器官中,最常见的就是:眼睛的玻璃体,关节里的滑液、滑膜、软骨等。做整形时打的所谓"玻尿酸",本质上亦属于玻璃酸钠的范畴。而在我们的膝关节中,玻璃酸钠是构成关节软骨基质和滑液的重要成分,如果缺少了它,关节软骨便会干涩、摩擦增多,进而引起软骨及相关软组织损伤,因此玻璃酸钠的存在能够对软骨起到保护作用。

有不少患者往往拒绝做膝关节手术的建议,此时医生便会推荐关节腔内注射玻璃酸钠进行治疗。诚然,玻璃酸钠注射作为世界各大膝骨关节炎诊疗指南的推荐治疗项目,其安全性备受推崇。不过,玻璃酸钠在软骨保护和延缓疾病进程中的作用尚存在争议,专家们在临床中发现并非每位患者使用玻璃酸钠后的反馈都是积极的。其次,临床研究对于玻璃酸钠注射的疗效判定参差不一,并且缺乏高质量的临床研究。再者,还有小部分学者认为长期注射玻璃酸钠可能导致自体分泌玻璃酸钠的功能受到抑制,导致终身需进行玻璃酸钠注射,故暂不支持长期注射玻璃酸钠治疗膝骨关节炎。上述这一系列的原因导致其无法成为膝骨关节炎药物治疗的强力推荐项目。

防护建议

当您被确诊为膝骨关节炎时,首先应当由医师评估需要实施哪种治疗,例如,应接受手术治疗还是保守治疗,接受药物治疗还是非药物治疗等。接下来需由患者本人对于医生所推荐的治疗项目按照意愿度进行排序,如果玻璃酸钠关节腔内注射是您较为愿意的项目,那么我们可能会建议您去接受治疗。当然,我们还是强调那句话"有用的不一定是合适的,而合适的一定需要量体评估的"。希望能对您在膝骨关节炎的治疗选择中有所启发。

31. 膝关节封闭治疗有危害吗

2009年NBA(美国男子职业篮球联赛)西部半决赛的球场上,火箭队球星姚明的膝关节在拼抢中受伤。为了比赛的胜利,他打上了封闭,上演了"王者归来"的经典桥段。

目前,有许多患者朋友谈封闭则色变,实际上,和玻璃酸钠注射治疗类似,膝关节的封闭治疗亦是一种关节腔内的注射治疗,只不过注射的药物不同,其仍属于保守治疗中的药物治疗范畴。

研究认为膝关节源性疼痛产生的原因中,最常见的因素当数炎症反应。因此,从此病因角度上讲,阻断炎症反应,就终结了膝关节疼痛症状。所谓"封闭",并不是将膝关节关闭、封锁起来,而是将疼痛"隔绝""阻断"。

目前在临床上,封闭注射治疗主要是指注射糖皮质激素与麻醉药的混合药物。其目的是将药物注射到疼痛的产生点、反应点,从而起到快速止痛、消炎,并且解除肌肉痉挛的作用。封闭治疗可以将药物直接注射到病变的部位,让药物发挥最大的治疗作用。从药物作用上讲,糖皮质激素能够抑制炎症反应的进程,减少炎症因子的释放,促进炎症吸收,从源头上消除疼痛的产生。而麻醉药物的使用则是为了阻断神经对疼痛信号的传递,让人体大脑接收不到疼痛信号,从传导途径上消除了疼痛。

不过需要注意的是,糖皮质激素结合麻醉药的注射治疗对于局部软组织的粘连、瘢痕、挛缩未能有太大成效,对于膝骨关节炎存在的力学平衡的失调,是其薄弱之处,同时长期、过量应用糖皮质激素反而会抑制人体的免疫功能,增加关节感染的风险。

总而言之,患者朋友们不必对封闭治疗有太多害怕与排斥。我们只需要在医生的指导下,充分地了解各种治疗方法,正确地使用这些治疗方法,相信一定能够安全且有效地治疗膝关节疼痛。

我们仍然强调那句话:"有用的并非合适的,而合适的一定是量体评估的。"

32. 什么情况下需要做关节镜手术

这是关于膝关节手术的第一个问题,我们首先会带着您了解一下手术治疗与非手术治疗的分界线,好让您有一个大致的认识。

第一,当保守治疗持续 6 个月以上,但膝关节疾病的相关症状却没有一丝缓解时,我们会建议患者进行手术治疗;第二,如果您的膝关节症状严重影响了生活质量,连基本的生活自理都无法保障,或是疼痛日夜折磨,身心不堪忍受,甚至即将导致残疾与威胁生命时,手术便成为了必要选择。

而关于关节镜手术,先说几个广大患者朋友们比较关心的词:创伤小、术后恢复较快、安全性较高。不错,这些都是膝关节镜手术相较于传统膝关节手术的优势之处。

关节镜手术于 1941 年最初由美国外科医师 Magnuson 首先

应用,此后不断加以改良和补充。它作为治疗膝关节疾病的一种较为先进有效的方法,已经被广泛应用,其创伤小、恢复快,通过大量的生理盐水冲洗关节腔,清除各种炎性介质,刨削增生肥厚的滑膜,修整软骨面,成形或切除磨损破裂的半月板,摘除游离体,去除对关节活动有机械阻碍的骨赘,从而缓解关节疼痛,消除关节肿胀,增加关节活动度,恢复关节功能。

那么,膝关节镜手术可以用于治疗哪些膝关节疾病呢?

(1) 关节内炎症反应:例如骨关节炎、滑膜炎。

(2) 急、慢性损伤:①膝关节半月板(软骨)撕裂;②软骨软化(膝软骨垫的磨损或损伤);③膝关节前交叉韧带撕裂伴不稳定。

特别关照

无论您是自己决定采取关节镜手术进行治疗,还是因他人推荐而考虑这一术式,请前往骨科医师处,请他为您的关节整体情况做一次评估确认,以此真正做到不担心、不后悔、不失误。

33. 什么情况下需要做关节置换手术

关节置换术是另一种主流膝关节手术。

膝关节置换手术是安全且有效的。根据全美医疗保健研究和质量机构的数据,2017 年美国进行了超过 75.4 万例膝关节置换手术。这是一种以人工材料制成的假体关节替代人体受损关节的骨科手术,通过关节置换手术,可以改善膝关节疾病产生的关节疼痛、关节不稳、畸形及日常生活严重障碍,重建一个接近正常功能的关节,并恢复和改善关节的运动功能。

膝关节置换术适用于哪些疾病呢?

(1)骨关节炎:这是一种与年龄有关的退行性关节炎。它通常发生在50岁以上的人,但也可能发生在年轻人。缓冲膝部骨骼的软骨软化并磨损,然后促使骨与骨间互相摩擦,导致膝盖疼痛和僵硬。

(2)类风湿性关节炎:这是一种围绕关节的滑膜发炎和增厚的疾病。这种慢性炎症会损害软骨,并最终导致软骨丧失、疼痛和僵硬。

(3)创伤性关节炎:这可能发生在严重的膝关节受伤之后。随着时间的推移,膝关节周围的骨骨折或膝关节韧带撕裂可能会损伤关节软骨,导致膝关节疼痛和限制膝关节功能。

特别关照

一般建议接受全膝关节置换术的人群通常有:①严重的膝关节疼痛或僵硬,限制了日常活动,包括行走、爬楼梯,以及已需要使用轮椅的人;需要使用拐杖或助行器却仍然很难走过几个街区的人。②静息或夜间膝关节仍有中到重度疼痛的人。③休息与药物无法改善关节炎症与肿胀的人。④膝关节畸形,内翻或外翻的人。⑤激素、腔内注射、理疗甚至其他手术都无法缓解症状的人。

虽然接受全膝关节置换术的患者大多在50~80岁,但是大家也不必过于担心年龄的问题。全膝关节置换手术没有绝对的年龄或体重限制,手术是根据患者的痛苦和功能障碍情况而定的,并非年龄。

34. 膝关节置换术后如何康复锻炼

手术为患者提供了改善关节功能的条件,但若要达到较好的术后恢复效果,术后的康复治疗对患者来说至关重要。

膝关节置换术后患者需要及时进行康复锻炼,早期康复锻炼既有助于改善手术后关节功能的活动度,也可以有效地减少下肢静脉血栓的形成,建议术后在专业医生指导下即刻开始膝关节的康复锻炼。

膝关节置换术后康复锻炼包括主动训练、被动训练和平衡训练等。主动训练包括膝关节主动的屈伸运动和压腿动作;被动训练主要是指医生通过被动活动对患者膝关节做屈伸动作,以恢复膝关节的活动;平衡训练是指鼓励患者倚墙行走,脚尖着地做缓慢的行走,逐渐对下肢进行锻炼。以上组合需在专业医生的指导下进行。

此外,也可以通过借助工具进行膝关节康复锻炼,比如,足底蹬弹力绷带,在双手辅助抓持下尝试抬高术肢,每天增加一定的角度,来恢复膝关节的活动度,提高生活质量。

术后的患者可通过多种康复方式的结合,达到恢复体力的目的。并不是所有的康复形式均适用于每一位接受关节置换治疗的患者,因此应根据患者具体情况选择合适的康复治疗方法。

35. 膝关节置换术是把整个膝关节都换掉吗

很多患者朋友担心膝关节整个换掉了,对身体有大的影响。

膝关节置换术分为两种,单髁置换术与全膝置换术。其中单髁置换术指在患者仅一侧间室出现明显损伤及病变时,对患者单侧胫股关节间室进行置换,换言之,单髁置换术只更换部分膝关节。

全膝置换术则是指切除机体已无法自行修复的关节面,用人工关节替代整个坏掉的关节、矫正肢体力线、消除膝关节疼痛、维持关节稳定性、恢复膝关节功能的一种治疗方法,一般用于晚期膝关节疾病治疗。

全膝关节置换术应不应该做呢? 一般建议,无论是类风湿性关节炎,骨关节炎或其他非感染性关节炎,如关节疼痛并有明显不可修复的破坏,均可考虑行人工关节置换。但临床医生一般会考虑以下两点:①患者年龄一般在 60 岁以下;②体重不超过 80 千克。

全膝置换术做完后对身体会不会有影响呢? 从手术的创伤角度谈,全膝置换术目前引入了微创入路,相较于传统开膝式式,能有效减少术后感染风险,加速愈合,缩短康复时间。从风险角度谈,每位医生都会告诉大家,手术无法保证百分之一百的安然无恙。因此,您需要了解,全膝关节置换术可能会有以下并发症:股四头肌腱损伤、术后感染、假体周围骨折、关节不稳及僵硬、深静脉血栓、伤口愈合不良等,这些并发症是全膝置换术后产生翻修手术的主要原因。临床研究表明,患者年龄越小、活动量越大,进行翻修手术的概率越大。因此,全膝置换手术在终末期膝关节骨关节炎患者中的应用可能更为合适。

特别关照

如果医生建议您接受全膝关节置换术的治疗,我们鼓励您充分表达您的疑问与担心,这对于促进医患双方对手术的认识具有积极作用,更能够确保治疗方案适合您。

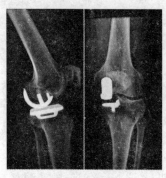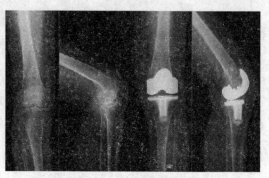

膝关节单髁置换术　　　　　　　　全膝关节置换术

36. 膝关节积液必须抽掉吗

　　正常情况下,膝关节腔里通常会有 5 ml 左右的关节液,当关节液超过这个范围,才属于"关节积液"。其实膝关节积液不是病,而是多种膝关节疾病的一种表现,因此并不是膝关节里有液体就要立即抽掉的。首先还是要确定膝关节积液的来源,明确病因,针对原发疾病的治疗才能根本上消除膝关节积液。

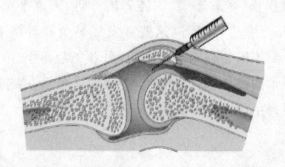

　　引起膝关节积液的诱因很多,如创伤、半月板损伤、韧带损伤、膝关节骨性关节炎、化脓性感染等都可能引发膝关节积液,其中最直接原因就是膝关节滑膜炎。正常的膝关节滑膜分布关节周围,与关节腔相通,滑膜细胞分泌润滑液,滋润营养关节,当关

节受内外因素影响时,滑膜会引起充血或水肿,出现炎症反应,渗出液体,当渗出速度超过滑膜代偿性吸收速度时,就会形成关节积液。

此时可以休息制动,卧床抬高下肢,也可口服消肿药物;急性的滑膜炎症患者可口服非甾体类药物。如果积液比较多,可以考虑抽出来缓解症状。如果是半月板损伤达到3度,建议接受关节镜手术治疗,术后积液会慢慢消掉。如果是前后交叉韧带损伤,也需要在关节镜下做韧带重建手术。

总之,遇到膝关节少量积液,如果没有症状,不需要进行抽液。当关节积液特别多,且伴有明显的肿胀疼痛,建议最好到医院咨询骨科医生。

37. 膝痛的物理治疗有啥作用

物理因子疗法和运动疗法统称为物理治疗。

物理因子疗法(理疗)是借助力、电、光、声、磁和热动力等物理学因素的作用,恢复人们受到损伤的身体功能,同时也预防和减少因为疾病引发的后遗症。物理因子疗法是现代康复重要的手段之一,具有消炎、消肿、止痛、兴奋神经肌肉、缓解痉挛、消散粘连、促进神经再生等作用。包括利用各类物理治疗特性结合现代科学技术而采用的音频、超声波、激光、红外线、短波、微波、电磁、电、仿生物等治疗,也包括运用热力学原理采用的各种冷、热方法进行的治疗,如水疗、蜡疗等。

运动疗法是根据患者特点与疾病情况,利用器械、徒手手法或患者自身力量进行的体力锻炼,以强壮身体,达到防病治疗的目的。其中常见的运动方式主要有肌力训练、有氧运动、关节活动度训练、太极、瑜伽及水上运动。运动疗法形式多样，不同的运动方式作用的介质不同，有的改善灵活性，有的增强肌力，有的增加关节稳定性并减轻疼痛，也有的可以改善心肺功能、增强耐力。

以膝前疼痛为例来说，最常见的是髌股关节疼痛，加强腿部和臀部肌肉力量是缓解膝前疼痛最有效的方法。为什么这些肌肉的训练特别重要呢？因为如果在运动过程中，出现大腿内收内旋也即膝盖内扣，就会大大增加髌股关节面的压力，从而诱发膝前痛，所以加强髋外展外旋肌肉训练可以对抗下肢力线异常；而加强臀肌训练可以有效促进伸髋动作，从而分担股四头肌用力程度。同样，加强股四头肌训练则可以直接减轻髌股关节面压力。

38. 什么是膝骨关节炎的阶梯化治疗

膝关节骨关节炎是中老年常见的骨关节疾病，75 岁以上人群患病率高达 80%。膝骨关节炎的病程非常长，在每一个阶段都有病理改变，所以针对每一个阶段会有不同治疗方案。

膝关节炎的治疗方法有很多，包括健康教育、运动、减重、药物治疗、手术治疗等，其中药物治疗就有六大类，手术方式也呈现多样化。很多患者在就诊时有点茫然，不知道选择什么样的治疗。临床上，患者常问："医生，我这个可以推拿吗？""医生，我这需要手术吗？""为什么我要换关节，而他只是做其他手术？"实际上，医生往往需要结合患者的症状、体征以及影像学信息综合判断，才能确定是否需要手术治疗。

如果症状较轻、影像学上显示膝关节退变不重的话，正确、合理的保守治疗往往能达到很好的效果。对于需要手术的患者，以患者症状为导向并结合完整的影像学信息能够帮助医生判断最适合的手术方式。在《骨关节炎诊疗指南(2018版)》中，结合骨关节炎疾病特点提出了金字塔型的阶梯化分级治疗策略，将膝骨关节炎的治疗分为基础治疗、药物治疗、修复性治疗和重建治疗4个层次，称为膝关节骨性关节炎的阶梯化治疗，指导医生根据患者骨关节炎的不同程度进行相应治疗。

第一阶梯主要适用于膝骨关节炎早期的患者，此时患者表现为轻度不适。医生予以患者教育，帮助患者改变不良生活习惯，养成健康生活方式。如使患者了解膝骨关节炎的发生发展过程，充分阐释绝大多数膝骨关节炎现代医学治疗的预后良好，消除其思想负担。告诉患者建立合理的日常活动方式，如保护受累的膝关节，避免长途疲劳奔走、爬山、上下高层楼梯，以及各种不良体位姿势(长久站立、跪位和蹲位等)。肥胖的患者应积极减重。同时增加膝关节周围肌肉力量的锻炼，能够帮助分担膝关节的负荷，一定程度上减轻膝关节的磨损；或者应用射频、红外线、微波、针灸、推拿等物理方式，减轻膝关节炎症，从而达到缓解疼痛和肿胀的目的：是在医生指导下佩戴合适的膝关节支具，目前市场上有一些膝关节支具，能够帮助分担膝关节的负荷，其工作原理与增加膝关节周围肌肉力量相似，但长时间的佩戴可能会造成膝关节周围肌肉的萎缩。

第二阶梯主要适用于膝骨关节炎中期的患者，此时患者表现为疼痛明显，需要在专科医生指导下用药，根据患者病变的部位及病变程度，内外结合，进行个体化、阶梯化的药物治疗。按药物使用途径分为外用药物、口服药物、肛门栓剂、静脉输入、关节腔内注射药物。药物作用范围分为局部用药和全身用药。根据药理作用分为糖皮质激素、非甾体抗炎药、慢作用抗炎药物、镇痛药、抗焦虑药、中成药，以及透明质酸钠、几丁糖、富血小板血浆等关节内注射药物。

第三阶梯的治疗,是经生活方式干预、理疗、药物治疗等方法后,症状没有明显改善,检查发现确实存在器质性病变,如半月板撕裂、韧带撕裂等情况的患者,可能需要外科手术介入。如发现半月板撕裂要尽快治疗,否则膝关节失去半月板的缓冲,积留的软骨碎片会加速关节面的磨损。

第四阶梯患者的膝关节持续肿胀疼痛,症状严重,行走受到影响,甚至出现关节畸形。患者的关节软骨,甚至关节韧带都出现了大面积的磨损或损伤,我们必须替换表面的关节软骨,并且重建关节的运动模式,这也就是目前被越来越多人接受的全膝关节置换术。

阶梯治疗的理念就是不论膝关节病变发展到哪一种程度,都有对应的规范治疗方案。

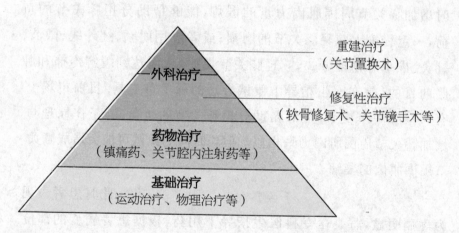

39. 什么是骨性关节炎基因疗法

基因治疗是指使用病毒或非病毒载体以直接转导或离体细胞介导的方法把核酸运送到靶组织,并通过在软骨损伤部位表达治疗性转基因产物来促进软骨修复。临床上基因治疗骨性关节炎的具体机制尚不明确,存在基因突变的可能性,需深入研究验证安全性。

骨性关节炎是一种以关节软骨的变性、破坏及骨质增生为特征的慢性骨关节病,其主要病理特点是关节软骨相互摩擦和撞击引起软骨细胞的死亡和软骨退变。骨性关节炎的基因疗法即是将能抑制关节软骨破坏、促进软骨合成的基因,用上述方法转移至关节软骨细胞或滑膜中,以达到促进软骨细胞代谢、保护关节软骨的作用。

基因治疗软骨缺损给人们带来了新的治疗思路,基因治疗的策略也有初步进展,且目的基因、靶细胞、载体和递送方式具有多种选择性,与软骨缺损传统疗法相比具有更好的效果。但是基因治疗软骨缺损也带来了相应的问题,比如病毒载体的潜在致病性,目的基因插入靶细胞过程中导致基因突变等安全性问题;非病毒载体转运效率低、多基因联合治疗风险等也尚不明确。

40. 行为认知疗法可以治疗膝关节骨性关节炎吗

行为认知疗法可以作为治疗膝关节骨性关节炎的辅助手段。

行为认识治疗是一种精神心理科常用的心理治疗方法,主要用于治疗有焦虑症或者抑郁症等心理疾病的患者。患者的认知是指一个人对外界事物、某个对象或者对自己的看法和认识,患者对环境以及事物的见解等。行为认知治疗就是通过对患者的认知进行纠正,改变患者对自己、对他人或者对其他事物的看法和态度,从而来改变患者的心理问题,起到好的、正向的积极治疗作用。

膝骨关节炎患者因疼痛、功能障碍及关节变形等不良影响,时常会产生焦虑、抑郁等消极情绪,从而降低生活质量,削弱社会适应能力,或加重躯体症状,从而产生恶性循环。因此,在治疗膝骨关节炎时,除了常规治疗外,有时会协同采用行为认知疗法。

41. 肌内效贴可以治疗膝痛吗

目前,肌内效贴技术作为一种康复治疗及辅助手段,有一定程度的临床疗效,可以缓解膝痛。

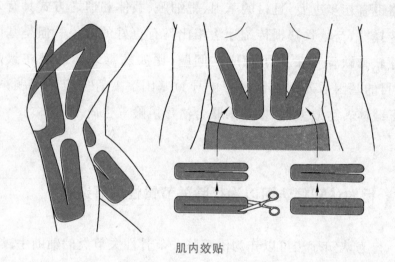

肌内效贴

肌内效贴,又叫肌效贴,就是一块胶布,不具任何药性,完全是一种物理治疗用品,不会有任何的药理反应。最早由日本人加濑建造博士在 19 世纪 70 年代发明并在运动医学领域运用,后经改良成为一种过敏性低、不含任何药物成分的弹性贴布,且具备一定的透气和防水特性,主要由防水弹力棉布、离型材料、医用压克力胶制作而成。

肌内效贴粘贴性非常强,单次贴扎最长可达 5 天,一般持续贴扎 1～3 天。肌内效贴的优点是有伸缩性,可使皮肤下的血液和淋巴液保持畅通,贴布下面的肌肉和关节不仅能减轻疼痛还能随意活动,而且不会因贴得过紧而影响血液循环,或因为流汗导致皮肤受到刺激而引起斑疹、发炎。

合理粘贴肌内效贴对于限制关节活动范围有一定作用,可能有预防损伤的作用。研究显示,使用肌内效贴时,单个肌肉的峰值力量、峰值力矩有增加,但贴布没有帮助健康人获得力量增长的作用。如果大家要使用这种贴布来减轻肿胀、缓解疼痛或限制部分关节活动,一定要掌握正确的使用方法或者向专业人士咨询,并且在贴好贴布后让身体适应一段时间再活动。

42. 膝关节屈曲畸形,不开刀能矫正吗

对于轻度膝关节屈曲畸形的患者,可通过手法等物理治疗后得到改善,而对于中重度屈曲畸形的患者,应首选手术治疗。

膝关节的屈曲运动通常可以达到 145°,膝关节伸直的时候大腿和小腿通常在一条线上,有一些青少年可能会出现膝关节过度伸直 5～10° 的表现。而膝关节屈曲畸形属于膝骨关节炎患者的一种十分常见的临床表现。膝骨关节炎患者因为膝痛,膝关节完全伸展困难,会引起膝关节屈曲挛缩,久而久之就形成了膝关节屈曲畸形,膝关节弯着伸不直,走起路来一瘸一拐,严重影响患者的生活质量。

目前,临床上常采用人工关节置换术对膝关节屈曲畸形进行治疗,然而该种治疗方法对患者机体产生较大的创伤,且并发症发生率高,手术操作技术难度较高。随着医疗技术的快速发展与进步,关节镜清理术因其对机体产生创伤小、患者术后恢复速度

快等方面的优势,常常被用于膝关节屈曲畸形的临床治疗过程中,然而术后患者仍然存在很多方面的不良现象,如膝关节活动受限、膝关节功能障碍等。

膝关节屈伸功能的障碍与膝关节周围肌肉肌力下降有相关性,多数膝骨关节炎膝关节屈曲畸形患者的股四头肌的力量不足,股后肌群紧张痉挛。通过手法可以使僵硬的肌肉得以松弛,解除肌肉痉挛。研究发现手法治疗后患者膝关节屈伸角度可以增加,疼痛缓解,上下楼梯及步行能力得到改善。

43. 膝关节韧带损伤怎么治疗

膝关节是人体最复杂、最容易受伤的部位之一,全靠韧带及肌肉维持其稳定性。膝关节有前交叉韧带、后交叉韧带、内侧副韧带、外侧副韧带四组韧带。膝关节韧带损伤多见于体育活动和交通事故,如运动过程中起跳落地时的膝关节扭伤或突然的折返动作损伤前交叉韧带,常见于爱好运动的青少年。或者骑车摔倒时,胫骨上端正面受到撞击,很容易造成后交叉韧带损伤。因为外力使膝关节旋转或过度弯曲的力量超过韧带所能承受的张力,那么就会导致韧带的损伤。由韧带损伤带来的膝关节不稳定必须及时治疗,否则由于关节的不稳定导致关节软骨磨损,久而久之就易发生骨关节炎,严重影响关节寿命。

判断是否存在膝关节韧带损伤,患者需在膝关节不适或外伤后及时至医院就诊,医生通过症状、体格检查、磁共振检查技术可以准确判断韧带损伤的程度。通常把韧带的损伤按严重程度分为三度。Ⅰ度损伤:少量韧带纤维撕裂,伴局部压痛但无关节不稳;Ⅱ度损伤:更多韧带纤维撕裂,伴更重要的功能丧失和关节反应,并有轻度到中度的关节不稳;Ⅲ度损伤为韧带完全破裂,并因此产生显著的关节不稳。

在膝关节韧带损伤的急性期,一般是制动、休息、冰敷,加压包扎和患肢抬高。实施冷敷并作加压包扎处理,可以减少关节疼痛和肿胀,急性期的表现就会明显减轻。如果关节已经发生了肿胀,一般需要2~4周才能慢慢地消肿。针对损伤,医生一般会建议采取保守治疗或手术重建。

对于单纯的Ⅰ度内侧副韧带损伤、Ⅰ~Ⅱ度外侧副韧带损伤,可采用保守治疗,方法为石膏托或支具外固定,同时进行股四头肌收缩锻炼,1周后带石膏下地行走,6周后拆除石膏,进行功能锻炼。前交叉韧带不完全撕裂或单纯附着点撕脱骨折无移位者,可用长腿石膏固定屈膝30°位4~6周,并行股四头肌主动收缩锻炼,去除石膏后行膝关节功能锻炼。后交叉韧带单纯性不完全断裂和完全性断裂无明显膝关节不稳定者,仍可以保守治疗,予以长腿石膏固定膝屈曲30°位6周,固定时锻炼股四头肌防止肌肉萎缩。

内侧副韧带Ⅱ度和Ⅲ度不稳定损伤、外侧副韧带Ⅲ度损伤后产生明显的关节不稳,特别是年轻的患者应采取手术治疗。前交叉韧带完全撕裂应早期手术修复。附着点损伤,如撕脱移位骨折,可用螺钉或钢丝固定。如为附着点撕脱,可用钢丝通过预制骨槽缝合固定,使断端与松质骨愈合。韧带断裂可行对接缝合。陈旧性损伤伴不稳定者,行韧带重建术。对于后交叉韧带单纯断裂膝不稳者或韧带断裂合并膝关节其他损伤者应予手术修复,对陈旧性损伤,行动力性重建手术。

第四章

日 常 须 知

常常有患者朋友抱怨治疗后症状缓解,可在家待了一段时间后症情又开始发作。实际上,无论是在家里、在工作岗位、还是在室外,我们都应将养护膝关节的理念运用起来。

"健康行走"团队的医师们总是孜孜不倦地为患者朋友解答关于膝关节的疑惑,关心指导他们日常锻炼与保养,然而谁也没想到,有一群人一直关心着他们,那就是患者。

熟悉"健康行走"团队的人都知道,我们推拿治疗膝关节疾病有一项特色技术叫作"坐位调膝法"。操作此手法时,要求医生用两个大拇指顶住坐位患者的膝盖,因此往往需要医生蹲坐在患者的膝前,方便发力。然而即使蹲着,发力也并不轻松,医生的腰臀部没有相应的支撑,就无法保证"力从地起",为双手拇指形成支撑。

是患者,帮我们解决了问题。

在一个门诊的早晨,"健康行走"团队的医师们忽然在诊室的角落里发现一只矮矮的实木板凳:淡黄的椅背,短短的腿,神似柯基犬,锃亮的铆钉在晨光下熠熠生辉。坐下去,您还别说,高度正好。反复打听,那位神秘人才出现在门外,原来是一位来看过膝关节疼痛的患者。

"我看到医生给我膝关节整骨时额头上的汗珠,微微颤抖的双手,我就心想怎么样能让他操作起来舒心一点啊?想来想去这只凳子就诞生了。"患者并没太多华美的辞藻,仅这暖人的话语便足以回馈医者仁心。

这一方矮矮的小凳是每一次坐位调膝法操作的缩影,是医患之间最真挚朴素的情谊,是"健康行走"传递科普的初心。

"健康行走"团队一直坚信,医疗行为的良好进行有赖于医患双方的高度参与。

1. 膝痛时需要戴护膝吗

护膝指的是一种膝部防护用具，能起到防护、保暖、制动和保健的作用。膝痛患者是否需要佩戴护膝，要根据实际情况而定，以下情况建议佩戴护膝。

（1）既往有膝关节损伤（如半月板损伤或者韧带撕裂等），需要参加户外运动的人，正确佩戴护膝的确对膝关节会产生保护作用。跑步或登山运动给膝盖施加过多的压力，很容易诱发并加重膝关节疼痛，而戴上护膝则能提高膝关节的稳定性，减少膝盖的弯曲，从而保护膝关节。

（2）既往没有明显膝关节损伤而伴有慢性疼痛的人，如喜欢健步的年老长辈，大多患有膝骨关节炎，此类人群运动量不大，平时外出活动可以佩戴保暖类的运动护膝。此类护膝在一定程度上能固定膝关节、缓震减压分散压力，起到护养膝关节的作用。

不过，在髌股关节磨损的情况下，护膝并不建议随意佩戴，因为护膝的弹力会使受损关节处受到的压迫增大，反而进一步加剧关节面的磨损，导致膝痛加重。此外，在膝痛的治疗中仍需配合适当的功能锻炼，增加膝关节周围肌肉力量，才能更好地达到康复的目的。膝痛戴护膝虽大有好处，但也要"适可而止"，不可过度依赖。

2. 应该买什么样的护膝

护膝是中老年人锻炼时必备的保健品，不同的护膝各有优缺点，不宜随意佩戴，而应合理选择。

　　如果您没有膝痛,或者时有膝关节怕冷发凉,那么建议使用全包裹的弹性护膝。这类护膝的优点在于保暖,并可提供膝关节较强的支撑与保护,适合在长时间走路或爬山等运动时佩戴。但其缺点在于比较闷热,不适合全天穿戴;而且也可能使得关节活动轻微受限,想蹲下时觉得膝盖附近"卡卡"作响。平常工作生活常需采取蹲姿的人或是有膝前疼痛的患者,都不太适合使用这类护膝。

　　对于喜欢健走或长跑的年轻人,建议使用带状护膝。这类护膝通常穿戴于膝盖髌骨下缘,可固定髌骨周围韧带。优点在于因带状护膝仅几厘米的宽度,穿戴相当轻便,可使运动自如。但也因为其轻便,支撑度往往有所欠缺。

　　对于膝前疼痛、髌股关节炎患者以及喜欢健走,但活动量不太大的老年朋友,建议使用释髌型护膝。此类型护膝通常两侧加厚,前方开洞。其优点在于穿戴后除了活动自如外,也较通风,适合日常穿戴。缺点在于支撑力度稍逊于全包裹的弹性护膝。

　　对于膝关节已受伤的患者,例如运动员出现韧带撕裂伤等运动伤害时,建议使用可调节式护膝。这类护膝两侧有支架支撑,侧边也设有可调节的装置,穿上护膝后,可经由调节装置来调整护膝角度,达到更好的固定效果。此类型支撑度虽佳,但在相当大程度上会限制关节活动,加上一般人不太会使用装置调整,可能导致走路跛脚,反而影响关节健康。因此,需经过医师及治疗

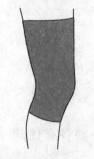
全包裹弹性护膝

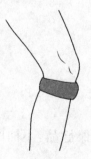
带状护膝

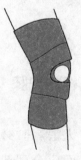
释髌型护膝

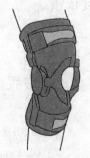
可调节式护膝

师评估后才可穿戴,不适合平常使用。

3. 一直戴着护膝会不会"血脉不和"

所谓血脉不和,其实就是不合理佩戴护膝造成膝关节周围血液循环变差,长时间有可能会造成下肢血管病变。所以,在选用护膝的时候,要根据实际需求,对护膝的类型、材质、支撑位置以及弹性强度进行综合考量。

市场上销售的"软护膝"的特点是轻便、透气,佩戴方便,多为套筒式,材质很软。由于透气性强,可以佩戴时间稍长,适合长期慢跑和慢性退行性膝骨关节炎的老人。但即便是软护膝,如果尺寸选择不当,过紧也会影响膝关节局部血液循环;佩戴时间过长,则会造成膝关节周围肌肉和韧带过于依赖护膝支撑,而发生肌肉弹性与力量的衰退,严重的话会加重膝关节退变。

另外,市场上销售的"硬护膝",由于其固定方式多为绑带式,且前方由硬质材料做成防护层,长时间佩戴会造成局部血液循环变差,反而会造成膝关节局部不适。这类硬护膝主要用于膝关节手术后刚刚着地恢复运动的时期,此时术后的膝关节强度还不够,需要硬护膝来做全方位的保护。另外,在滑雪、溜冰等对膝关节冲击较大的剧烈运动中,也常常采用这种护膝保护。所以,不建议长时间佩戴。

特别关照

任何护具连续穿戴过久,哪怕不会造成"血脉不和",也会造成局部肌肉废用性萎缩的结果。因此,护膝应按需要使用,重点就在一个"度"。

4. 膝痛患者需要撑拐杖吗

拐杖，为一种常见的步行辅助器，是用来辅助站立或行走的工具。拐杖常见的有三种类型，分别是手拐杖、腋拐杖和用于户外行走的登山拐杖。一般来讲，膝痛的患者采用手拐杖即可。

使用手持拐杖可将下肢的负重转移到上肢，是一种减轻膝关节负荷的便捷有效的方法。建议在膝关节疼痛的发作期可借助拐杖，来减轻受累关节的负重，以此来缓解疼痛。

膝痛的患者尤其是老年人，除膝关节本身疼痛以外，可能伴有步行功能障碍，甚至是平衡功能的降低，存在摔倒的风险。从患者角度考虑，拐杖增加了站立与步行时的平衡，减少了摔倒的概率，降低了骨折风险。如果您的年纪较大、体重较重、疼痛较重的话，比较适合撑拐杖。

5. 膝骨关节炎饮食有什么讲究吗

科学合理饮食，对缓解膝骨关节炎症状有一定帮助，尤其注意蛋白质和钙质摄入，鼓励多食用奶制品、豆制品、鱼虾、黑木耳、鸡爪、猪蹄、牛蹄筋等富含蛋白质、钙质、胶原蛋白的食物，以补充蛋白质和钙质，防止骨质疏松，促进软骨关节润滑液的生长，必要时可补充一定的雌激素，使骨骼和关节能更好地进行钙质的代谢，减轻关节炎的症状。另外，应多吃蔬菜水果，有利于膝关节的保护。

虽然饮食并不与膝骨关节炎有直接关系，但是，过量饮食带来的肥胖问题会加重膝关节的负担。现代生活的饮食摄入与运动存在不平衡的关系,肥胖的人越来越多,而肥胖会增加膝关节的负荷,加速膝关节的退变,是骨关节炎的危险因素之一。《美国临床营养杂志》的科学家提出骨关节炎的疼痛与常吃加工肉、软饮料、精制面粉类、糖果及包装零食有关。因此,为了更好地控制体重,减少负荷带来的疼痛,建议多吃水果、蔬菜、鱼类、全谷类和豆类的食物,少摄入胆固醇,保证每天获取足够的维生素。此外,应改变不良的饮食习惯,忌食酸、冷、辣等刺激性食物。

6. 膝痛了穿鞋子有什么讲究吗? 可以穿高跟鞋吗

虽然大都认为一双好的鞋能够改变下肢生物力学与步态,有利于症状缓解,但是什么样的鞋是最好的鞋,其实并无定论。有学者研究了不同软硬鞋底对下肢步行运动学的影响,发现软底鞋更适合短时间慢速行走,中等硬底鞋对人体长时间步行的下肢负荷影响最小,硬底鞋适合短时间快速行走。所以,建议膝痛的人穿中等硬底鞋。此外,从医生的角度出发,我们建议膝痛患者可以穿具有缓震功能的鞋,其核心目的仍然是减少膝关节受到的载荷,缓解疾病的进展。

不少女性喜欢穿高跟鞋,如果出现了膝痛的情况,则不建议穿高跟鞋。高跟鞋对女性的常见损伤有扁平足、足趾畸形、踝关节扭伤、膝关节炎、腰背酸痛等。与平底鞋相比,高跟鞋会使人在行走中身体重心起伏变化凸显,重心稳定性变差,下肢肌肉容易出现疲劳。此外,有研究发现穿着5厘米以上的高跟鞋易引起足部损伤,使足前掌动态稳定性降低,足部受力增加;长期穿着高跟鞋可使足弓塌陷,导致足趾畸形,引发膝关节炎和腰肌劳损等。穿高跟鞋也会增加下楼梯时跌倒的危险。

7. 住在高层没电梯,避免不了上下楼,怎么办

上下楼梯时膝关节承受的负荷是体重的 3～6 倍,对膝关节的损伤很大,因此,对于住在高层且无电梯的患者,我们建议:

(1) 及时就医,查明膝痛的原因,对症治疗,必要时可口服非甾体消炎止痛药。

(2) 在家人的陪同下上下楼梯,动作不要太快,不要在楼梯上跑、跳,每上一组台阶停下来休息 30 秒。

(3) 上楼梯要注意协调运用大腿肌肉、臀部肌肉和腹肌力量,同时手臂也要担当重要角色,感到疲倦时可扶着楼梯扶手,帮助提升身体向上,以减少下肢负担。

(4) 挂一副轻便的手杖辅助爬楼,并注意不要背、提重物。

8. 右膝关节痛,买菜的时候用左手拎还是右手拎比较好

生活经验告诉我们,右膝关节痛时建议用左手提拎物品,这样可以减少右膝盖的承重。但是,单侧膝关节痛如果不及时治疗或缺乏充分休息,常常容易诱发另一侧膝关节继发损伤,引起疼痛。因此,建议买菜时选用拖车避免负重,这才是更明智的选择。

9. 跑步时膝盖痛怎么办? 到底还能不能跑步

跑步时出现膝盖疼痛俗称"跑步膝",其典型的症状是感觉膝关节不适,行走或下蹲时疼痛点明显,上下楼梯时疼痛感强烈,严

重时可能导致无法正常行走。

　　跑步时膝盖疼痛的常见位置是髌骨周围、膝关节内侧或外侧。髌骨周围疼痛大多数位于膝盖骨（髌骨）前下方，一个叫髌韧带的地方。主要是由于跑步时，大腿肌肉反复收缩，使膝关节重复地屈曲、伸直，造成髌韧带承受的压力过大。当这种压力达到一定程度后，容易引起髌韧带的细微损伤，长此以往，可以产生局部的无菌性炎症，以及髌韧带的变性，甚至发生撕裂，从而产生疼痛。而膝关节内侧或外侧疼痛，主要与跑步时膝关节重复地屈曲、伸直，过度运动致膝关节韧带损伤有关。

　　跑步时膝盖痛怎么办呢？刚出现"跑步膝"时，跑步者只是在跑步中或跑步之后感到疼痛，每当坐下并伸直腿时疼痛加重，特别是髌韧带处出现疼痛。此时即应减少运动量，疼痛比较严重的应该停止跑步 2～4 周。同时在急性期可用小冰块或浸过冷水的毛巾，敷在疼痛的地方。过了急性期以后，可以采用按摩或针灸等方法进行治疗。如果有肌肉酸胀的感觉，则要注意运动后调理，多补充碱性食物，服用维生素 C 或运动饮料，缓解肌肉酸痛。

　　没有膝痛的情况下可以进行科学、合理、安全的跑步。正确的跑步姿势为：

　　（1）上半身保持稳定且微微前倾，肩膀带动手臂前后摆动，用臀部和大腿发力，落地脚膝盖微曲，落地脚要在身体重心的下方（而不是前方）。

　　（2）跑步步幅不要太大，特别是肥胖的人。肥胖且零基础者的步幅，甚至可以小到前脚的脚跟不超过后脚的脚尖，这样不会蹦太高，落地也轻，对膝盖的冲撞力最小，逐步适应后之后慢慢增加步幅，但身高 175 厘米以下的初跑者最好不要增加到一米。

　　（3）不要追求速度，肥胖的人跑步不是速度越快就越燃脂，反而速度越快越伤膝盖。跑步速度以心率为参照主要标准：用

220 -年龄得出最高心率,跑步时心率保持在最高心率的60%～70%比较合适。

比如30岁,最高心率为每分钟190次,则跑步心率保持在114～133次/分钟即可。

(4)跑步量一次不超过一小时,每周3～5次慢跑就好。不要只跑步,力量训练也要跟上,特别是加强核心肌肉,如股四头肌、臀部肌肉以及膝关节周围肌肉的训练,可以增加关节的稳定性。

特别关照

对肥胖的人,医生一般会建议先通过游泳、基础健身等运动方式减脂,再跑步。有能力跑步后也不要放弃做其他的运动,比如可以一周一次跑步、一次力量训练、一次游泳相结合。

10. 膝关节疼痛可以游泳吗? 选择哪种泳姿

原则上来讲,刚出现膝关节疼痛应减少运动量,建议以休息为主;尤其是疼痛比较严重的,应该停止游泳2～4周。同时在急性期,可用小冰块或浸过冷水的毛巾敷在疼痛的地方。过了急性期以后,可以逐步恢复游泳。

相对于跑步和骑自行车,目前研究认为游泳运动对于缓解膝关节疼痛,以及延缓关节的退化具有重要意义。游泳不仅能够延缓膝关节软骨细胞的进一步破坏,而且可以提高膝关节的运动能力。水中运动康复能够显著改善膝关节损伤患者的膝关节伸展范围、屈曲范围、疼痛、膝关节屈肌肌力以及行走能力。与陆地上的运动相比,由于受到水中浮力的影响,此时膝关节负重小,活动范围大,膝关节周围的肌肉在水中也能够得到充分的舒展与锻炼。所以,游泳是一种非常好的锻炼方案,尤其是对于体重过重的人来说。

但游泳也可能对人体造成损伤,不同的游泳姿势对人体损伤部位不同,易伤到的部位依次是腰、肩、膝、踝、颈、腕等。游泳受伤的原因一般是技术动作不合理、运动强度过大、肌肉力量不平衡等。研究发现,在众多游泳姿势中,蛙泳对膝关节损伤最大,造成的膝关节损伤被称为"蛙泳膝"。这是由于蛙泳时要求膝盖内扣,两脚外翻,这个动作本身就对腿部的韧带损耗较大,再加上蹬腿、夹腿对膝关节的柔韧性要求较高,且此动作对膝关节组织的摩擦牵拉较多,容易造成细胞的损伤和破裂。所以建议膝关节疼痛的人选择自由泳、仰泳、蝶泳,甚至在水中行走也是一个不错的选择。

11. 膝痛时还可以骑自行车吗

膝关节疼痛时能不能骑自行车,取决于膝痛的原因。如果膝关节疼痛是由于急性损伤、骨折、肿瘤等引起,或膝关节疼痛、肿胀明显,皮肤温度显著升高,关节活动受限,这时候不建议骑自行车,而需要明确诊断,对症治疗。

对于膝骨关节炎患者,或其他运动损伤造成的慢性膝关节疼痛患者,我们建议进行适当的骑自行车锻炼。国内外各大专业诊疗指南中,均强烈推荐将适当的运动作为膝骨关节炎的治疗方法之一。骑自行车作为一种陆地有氧运动的方式,它有利于增强患者下肢肌肉力量,提高关节稳定性,从而有效缓解疼痛,改善关节功能。研究显示,膝骨关节炎患者骑自行车并不会增加急性疼痛,反而能改善膝关节功能和步态,显著减少炎性因子水平,提高有氧运动能力。因此,膝骨关节炎患者可以骑自行车,并且应该骑自行车进行锻炼。

在骑自行车时,骑车的姿势也是很有讲究的,我们应当注意以下几点:

（1）骑行前一定要做好热身准备,避免肌肉拉伤。

（2）骑行时可在膝关节处佩戴运动护膝,起到保温、防护的作用。

（3）车座的高低:当脚蹬到最低点时,腿应正好伸直,另一腿与之成 $90°$,以不感到过分伸直,又不使膝关节有弯曲为恰到好处。

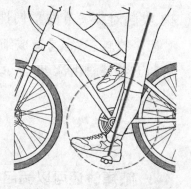

（4）车把的宽度应与骑行者的肩宽大体相同,一般为 $38\sim41$ 厘米。

（5）避免长时间骑车爬坡。

此外,由于关节疼痛,有些患者可能对运动产生一些恐惧心理。那么除了户外的骑自行车,我们还推荐患者可以在家中的垫上进行空蹬自行车训练,即腿与另一腿成 $90°$ 做来回蹬自行车动作,每天 50 次,从而达到膝关节锻炼的目的。

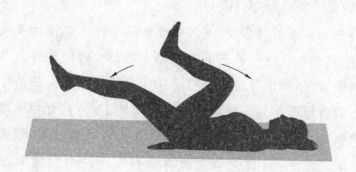

12. 保护膝关节可以做哪些锻炼？如何选择适合的锻炼方法

保护膝关节可以做下肢力量训练、中低强度有氧运动、神经肌肉训练等，但所有的锻炼应当在专业医师的指导下进行。

一般来讲，运动分为水中运动与陆地运动。水中运动包括游泳、水中锻炼等，主要运用水的浮力降低下肢关节负荷，流体的阻力和水的湍流有助于增强肌肉力量，增加本体感觉，也有助于控制沉浸部位的水肿。陆地运动方法多样，主要包括有氧运动、力量训练等，如太极拳、瑜伽、骑自行车、八段锦等。陆地运动可以减轻膝关节疼痛，提高躯体功能，并能锻炼身体协调性及平衡感。既然有那么多锻炼方式，我们该如何选择合适的锻炼方法呢？

针对膝痛，所有膝关节锻炼的目的是缓解疼痛，改善关节功能。因此，首先要了解自己的身体状态，并结合自身疾病的病程，由专业医师进行系统评估后制定训练方案。以半月板损伤为例，膝关节半月板Ⅲ度损伤，建议接受针对性治疗，在得到医生的允许之前不要随意锻炼。如果是半月板Ⅰ度或者Ⅱ度损伤，则可以在医生的指导下进行训练，改善膝关节症状。

所有训练的体位，都推荐在水平面上进行，即非负重状态下做低等或者中等强度的训练，比如卧位抬腿、坐位踢腿等，这既可以避免关节负荷带来的损伤，又可以改善下肢肌力及关节功能。尽可能避免在急性期进行负重位训练，做过多挤压关节囊的动作，比如蛙跳、负重深蹲等动作。所有的训练动作均需要请专业医师进行指导，包括训练的动作、强度、频率等，制定一个最适合自己的个性化康复方案，这也是对自己身体最负责最有效的方式。动作姿势不正确，往往容易越练越伤。

此外,在锻炼的同时,我们建议患者进行饮食管理,以此控制自身体重,减轻关节负荷。基础体重较高的人群,应当避免高强度跑跳,一般建议先通过游泳、基础健身等运动方式减脂,再进一步提高运动强度。如果膝关节已有损伤,锻炼时可以戴上护具,如护膝、护髌骨带,以预防运动带来的关节损伤。

综上所述,我们建议在膝关节锻炼时务必做到以下几点:

(1) 锻炼前务必做好热身运动。

(2) 在专业医师的指导下科学合理制定运动方案。

(3) 循序渐进,切忌急于求成。

(4) 锻炼时佩戴护具,避免运动损伤。

(5) 结合饮食管理,控制体重。

13. 膝痛患者要避免哪些日常动作

日常生活中,膝痛的患者有许多动作应当避免,如跪或蹲着干活、爬山或上下楼梯、急停急转的运动、半蹲旋转的动作等,总体原则是应当避免增加关节负荷及导致关节损伤加重的动作。

(1) 跪或蹲着干活。日常生活中许多人喜欢跪或蹲着做家务,但膝痛患者往往伴随下肢肌力减退,在下蹲或跪着的时候,关节腔内及下肢肌肉所承受的负荷增大,容易造成膝关节损伤,导致膝痛加重。所以,如果必须要蹲着干活的时候,建议可以准备一个小板凳坐着干活。当然,小板凳也不能久坐,坐久了容易伤腰。

(2) 爬山或上下楼梯。许多人喜欢爬山,认为爬山可以锻炼身体,或每天需要爬楼梯上下班,但是这类行为会加速膝关节的退变。在爬山或者上下楼的过程中,膝关节需要承担的负荷是平地行走的 4～5 倍,关节内的高负荷状态往往会加重关节软骨及半月板的损伤。因此,如果有膝痛困扰,千万别把爬山当成一个很好的锻炼,否则只会适得其反。日常生活中应当避免爬楼梯,尽量乘坐电梯。

(3) 急停急转的运动。随着大家健康意识越来越强,如今在运动健身场所进行锻炼的人也越来越多,但如果存在膝痛症状,一些运动应当避免,如踢足球、打篮球、打乒乓球、打羽毛球等。由于膝痛患者往往伴随关节软骨或半月板损伤,急停急转的动作会在瞬时形成一个较大的水平或扭转力,容易进一步加重韧带、关节软骨及半月板损伤。

(4) 半蹲旋转动作。半蹲旋转的动作对膝关节的损伤非常大,特别是对下肢肌力减退、关节失稳的膝痛患者,往往会加重膝痛症状。诸如:太极拳中的半蹲旋转步伐、热身运动时做的半蹲转膝等动作等,这类动作不仅容易造成髌股关节失稳,髌骨关节面损伤,同时由于关节的旋转研磨,容易引起关节软骨及半月板的损伤。

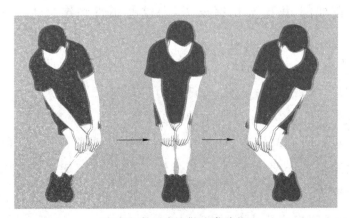

膝痛患者不建议做这类动作

14. 要减肥和锻炼，但膝痛受不了，是否矛盾

不矛盾，减肥和锻炼都是国内外指南中强烈推荐的治疗方案，皆是位于阶梯化治疗方案中第一阶梯的基础治疗。

许多人认为减肥需要"管住嘴，迈开腿"，而膝痛患者难以"迈开腿"，两者之间存在矛盾，但事实并非如此。首先，减肥不仅仅是运动锻炼，还包括饮食管理、情绪调节等多个方面。

（1）饮食管理。研究显示，膝骨关节炎的患者应当多食用水果、蔬菜、鱼类、全谷类和豆类的食物。我们建议患者降低高胆固醇摄入，并增加及维生素 K、n－3 脂肪酸的摄入量，以此改善膝关节疼痛及功能障碍。因此在日常生活中，我们应该尽可能选择富含单不饱和物的油，例如菜籽油、橄榄油，将饱和脂肪酸摄入量降低至总能量的 11% 以下，同时增加绿色蔬菜的摄入，尤其是菠菜、抱子甘蓝、羽衣甘蓝和西兰花等。通过饮食管理，一方面有益于关节软骨的保护，另一方面通过减轻体重，降低关节负荷。

（2）情绪调节。肥胖与情绪压力密切相关，有研究发现肥胖人群存在抑郁、焦虑等情绪压力，而这些负性情绪会进一步影响人体代谢。研究显示，由于膝骨关节炎是一种慢性、进展性关节疾病，其病程较长，患者往往存在负面情志问题，因此调节患者情绪，有助于改善代谢，从身、心两个方面缓解患者症状。

过去我们总认为，减肥就要"迈开腿"，运动就能减肥。但是，医学的减肥研究却发现，如果没有结合饮食调整、情绪调节，运动对减肥的影响差异非常大。大多数人都高估了运动的消耗。虽然运动很累，但它消耗的能量是很少的。而通过饮食及情绪调控，能为减肥带来更大的收益。

此外,膝痛的锻炼方法在之前的问题中已经有所论述,我们所推荐的下肢力量训练、中低强度有氧运动等也有一定的减肥效果,而这些锻炼方法都是适宜膝痛患者进行锻炼的,因此锻炼和减肥并不矛盾。

但我们也需要注意,运动强度要合适。随着运动强度的增加,人体代谢脂肪的效率先是跟着提高,但当运动强度增加到某个点之后,无氧代谢的部分会越来越多,脂肪消耗的效率也就大打折扣,换句话说,事倍功半了。也因此,我们要找到燃脂效率最高的那个点。

$$有氧运动最佳心率 = (220 - 年龄 - 静息心率) \times$$
$$(40\% \sim 60\%) + 静息心率$$

以上公式算出来就是消耗脂肪的最佳心率。只要运动时自己的心率保持在这个区间,也就是我们说的中等强度运动,燃脂的效率就是最高的。

15. 如何在运动中保护好膝关节

运动强度循序渐进,运动频率持之以恒,运动方案因人而异,运动时科学佩戴护具,这是在运动中保护好膝关节的良方。

(1)运动强度循序渐进。运动的确是一把双刃剑。科学适度运动可以强身健体,过度训练或不正确的运动容易受伤。运动伤关节的最常见原因之一,是平时不运动,心血来潮突然一个劲地猛练,这样是极容易损伤关节的。体育锻炼和学习过程类似,都是由浅入深、由易到难的过程,需要人体去适应整个运动过程。所以我们建议可以先从低、中强度锻炼开始,针对膝痛患者,在锻炼中应当从卧位或者坐位开始,在非负重状态下进行肌肉的锻炼,后逐渐增加运动量,过渡到负重状态下的训练。

此外,运动伤关节的另一个常见原因,就是不注意运动前热身和运动后充分放松拉伸。运动前的热身能全面调动机体的各种器官系统,兴奋中枢神经系统,让身体更快适应后续的运动状态,既能提高运动效果,又能效防止运动损伤。而运动后的放松拉伸则能有效缓解肌肉中的乳酸堆积,改善周围循环,避免运动带来的关节肌肉损伤。

(2)运动频率持之以恒。运动锻炼带来的效果并非一朝一夕就能实现的,我们在运动的过程中,必须根据个体生理机能的阶段性特征,合理科学地安排运动频率,逐步实现由量变到质变的过程。一般来说,我们要求每周运动至少 3 次,每次 30 分钟以上,如间隔时间太长则达不到运动效果,但也切忌急于求成。

(3)运动方案因人而异。膝关节是人体结构最复杂的关节,这也导致了损伤类型的多元化,如前后交叉韧带损伤、内外侧副韧带损伤、半月板损伤等。针对不同结构的损伤,适宜的运动方案也各不相同,如半月板损伤应当避免长期进行膝关节重复性、冲击性的持续运动;前后交叉韧带损伤则应避免过伸过屈发力的运动。因此,我们建议患者根据自身情况,在专业医师的指导下科学设计个性化的运动处方,从而更具针对性,提高锻炼效果,同时也避免了运动损伤。

(4)运动时科学佩戴护具。在运动时穿戴适当的运动护具也是十分重要的,它能对容易受伤的部位提供保护。针对膝关节,我们在运动中可佩戴护膝、穿着吸震能力强的运动鞋,减少运动过程中对膝关节带来的损伤。

16. 健身房里有哪些运动会损伤到膝关节

健身房中运动的项目有很多,比如跑步、深蹲、跳绳等,以上有些项目如果运动不当,会损伤我们的膝关节。总的来说,负重状态下反复屈伸膝关节、长时间震荡冲击膝关节、过伸过屈膝关节等都会造成关节损伤。

跑步机是广大健身爱好者最为热捧的器械,但跑步机最大的问题,在于它是定速的,在我们设定好速度后,需要按照一个速度一直跑,反复机械式的冲击将给半月板及关节软骨带来损伤。此外部分跑步机在使用时会产生晃动,此时如果关节周围肌肉协调性跟不上的话,极易造成运动损伤。

跑步的姿势也是极其重要的。跑步时,每迈出一步,膝盖便承受体重 7 倍的压力,股四头肌承受体重 4 倍的压力,脚掌承受体重 3 倍的压力。跑步时膝盖正常向前活动,髌骨与股骨接触面最大,力度可均匀分配,但如果姿势错误,尤其是为追求速度迈大步,便会增加关节压力,加速接触面软骨磨损。

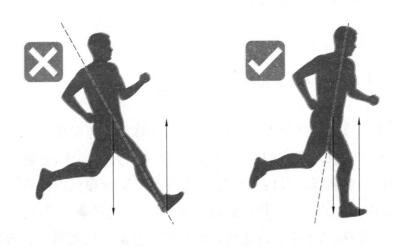

105

特别关照

　　跑步的正确姿势：①身体前倾，为前进提供助力，更省力；②膝盖前屈，方便调动大腿肌肉，分摊压力，并起到缓冲作用，同时加大髌股关节接触面积，有利平均分配压力，减少摩擦；③小步快跑，这样身体重心离支撑脚较近，股四头肌不需要用太大力就能维持身体平衡，髌股关节受拉扯力度较轻。

　　负重深蹲与跳绳往往也会造成膝关节损伤。前者需要我们在膝关节承受较大负重状态下进行大幅度屈伸，此过程中关节内负荷极大，容易造成半月板及关节软骨的损伤，在屈曲状态下负重，则容易造成交叉韧带撕裂。后者如果姿势不正确，反复弹跳后地面对下肢造成高频率的震荡冲击，容易对关节内半月板造成损伤。

　　所有的运动及锻炼都具有两面性，我们在健身房锻炼之前应当做好热身运动，掌握运动技巧，科学安排运动计划，尽量选择专业一点的运动场地和运动装备，运动后及时拉伸放松，从而避免运动带来的关节损伤。

17. 怎么锻炼股四头肌

　　股四头肌锻炼分为等长训练、等张训练和等速训练。

　　股四头肌是人体的大腿肌肉，主要位于大腿前侧，是膝关节重要的伸肌肌群。股四头肌是维持膝关节平衡和稳定的重要结构，大部分膝关节疾病往往会累及该肌群，致使其萎缩，从而导致关节失稳，症状加重。因此我们在临床中也常建议膝痛患者锻炼股四头肌。研究发现,股四头肌肌力训练可以很好地提高运动功能,减缓骨性关节炎的进展,缓解疼痛症状。以下分别介绍股四头肌的等长训练、等张训练和等速训练。

（1）等长训练。以肌肉收缩力克服和对抗外部阻力,使肌肉长度不变,张力改变的一种训练方式。常见的股四头肌等长训练为仰卧位直腿抬高训练:膝关节尽量伸直,股四头肌收缩,踝关节尽量背伸,缓慢抬起下肢约 15 厘米,保持 5 秒钟,再保持同样的姿势缓慢直腿放下。每个动作 30 次为一组,每天锻炼 2 组,每周4～5 次。

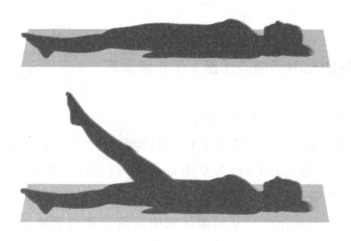

（2）等张训练。等张肌力训练是训练时作用于肌肉上的阻力负荷恒定,产生关节运动,肌肉长度发生改变,借以提高动态肌力或肌肉耐力。常采用仰卧位股四头肌等张训练:仰卧于床上,腘窝下垫一软枕,伸直下肢,脚尖上钩,停留 5 秒钟,再缓慢放下。每个动作 30 次为一组,每天锻炼 2 组,每周 4～5 次。

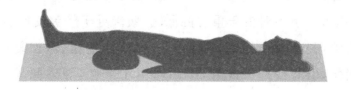

（3）等速训练。等速训练常运用特定的设备，使肌肉在等速的情况下收缩训练，这种肌肉收缩无论何种关节角度都可以发挥最大的肌力训练，需要在专业医生的指导下进行。

锻炼体位的选择：股四头肌锻炼分为负重条件下和非负重条件下两种。没有膝关节疾患的人群，可以采取负重条件下锻炼股四头肌，如练习易筋经、太极拳和马裆势等。但是，有膝关节疼痛的人群，或者年龄较大的人群，建议采取非负重条件下锻炼股四头肌，如坐位抬腿训练，或者仰卧位抬腿训练等，以减少运动过程中膝关节的磨损。

18. 到底上山伤膝盖还是下山伤膝盖呢

两者都伤膝盖，下山更重。

平地行走时，我们膝关节周围肌肉都是一起协调工作，保证正常向前行走。上山时，与平地行走不同，要克服身体重力向上运动，关节周围肌肉反复收缩，易使肌肉疲劳，从而不能很好地稳定关节，使得髌骨在反复屈伸活动中偏离正常的运动轨迹，造成关节面的摩擦、碰撞，长此以往易导致髌股关节、胫股关节损伤，引发膝关节疼痛。

此外，人在爬山的时候，身体从站立时的双脚受力变为了单脚受力，从而膝关节需要承受更大的负荷，由于上下坡时人体姿势的不同，关节所需要承受的负荷也不同。有研究显示上山时膝关节承受的压力约为体重的 4～5 倍，而下山则需要承受体重 6～7 倍的压力。下山时由于重力的原因，肌肉处于较为放松的状态，韧带松弛，关节较不稳定，因而关节容易产生扭转，反复地扭转导致损伤，引起疼痛。此外，下山时由于惯性，导致膝关节承受更大的冲击力,关节内负荷也就更大,易导致关节软骨及半月板损伤。

事实上,爬山这项运动是一把双刃剑,其有助于人体心肺功能的锻炼,对情志也有很好的调节作用。那么我们在爬山时该怎样既达到健身目的,又不伤害膝关节呢?

(1)平时加强膝关节周围力量的训练。

(2)爬山前充分热身,爬山后做好拉伸放松。

(3)上山时重心前移,下山时重心向后并稍降低;经常改变步行节奏,避免奔跑、跳跃。

(4)爬山时尽量使用登山杖,可以佩戴护膝。

(5)选取合适的背包,采用正确的背负方式,使身体重心在爬山过程中保持平稳。

(6)选一双好的鞋子爬山。建议选结实的高帮鞋子,有一定高度的鞋帮能支持脚踝,便于控制姿势。

特别关照

已经存在严重膝关节疾病的患者或者中老年人,甚至体重严重超标的人,要谨慎爬山。

19. 膝关节痛能治疗好吗? 还能恢复到以前那样

大部分能临床治愈。

膝关节疼痛的原因有许多,如膝关节滑膜炎、半月板损伤、膝关节韧带损伤、类风湿性关节炎、膝骨关节炎、膝关节肿瘤等。大部分通过积极的治疗,能够达到临床治愈。

临床治愈是医学名词，是指某种疾病的各种症状已经完全消失，疾病本身不会再对患者日常生活造成影响，或者通过相关治疗，疾病本身并没有痊愈，但是患者的生存质量已经得到明显改善。临床治愈和完全治愈存在一定的区别，完全治愈是指疾病已经完全恢复，临床治愈则还有可能复发，如高血压只能通过服药达到临床治愈，停止服药或稍不注意，血压就会再次升高。

临床中大部分膝关节痛是由于关节退变导致的，是随着年龄增长而出现的关节软骨磨损和周围肌肉的退化，就像人老了头发变白、眼睛变花一样，膝盖也不能恢复到以前年轻时的状态。但是通过积极的治疗，我们可以缓解关节疼痛，改善关节功能，提高生活质量。

20. 得了膝骨关节炎会残疾吗

严重的膝骨关节炎会致残。

膝骨关节炎的主要临床症状为疼痛和关节功能障碍。严重的膝关节炎患者后期随着疾病的进一步发展，会出现下肢肌肉萎缩，关节间隙变窄，膝关节畸形。以上这些因素会对患者的日常生活带来极其不利的影响，长此以往导致患者无法行走，是造成老年人致残的原因之一，有报道显示关节炎是目前世界首位致残性疾病。

但并不是说得了膝骨关节炎一定会残疾，及时就诊治疗十分重要。在疾病的早期，我们建议患者尽早前往医院就诊，通过一系列治疗手段，缓解疼痛，改善关节功能，从而延缓疾病发展进程。

21. 左边膝盖不好,会影响右边膝盖吗

会的。

我们在临床中观察到,一侧膝关节疼痛的人如果治疗不及时,往往在一段时间以后也会引起另一侧膝关节疼痛,其主要原因与关节应力失衡有关。研究发现膝骨关节炎患者下肢力学轴线异常,关节周围软组织功能失衡,致使关节稳定性下降,进而导致关节面磨损及关节周围骨赘形成。

这样异常的下肢力学特征,往往会导致异常步态的产生。通俗地来说,一侧膝盖疼痛的人在走路时为了避免疼痛,往往会采用躲避疼痛的走路姿势,即疼痛的一侧下肢与地面接触时间缩短,迅速过渡给另一侧下肢。同时,为了保持步行过程中的平衡状态,右膝需要做更多的功来维持下肢平衡,时间久了右膝由于承受了过度的负荷,也会出现出现疼痛、无力、肿胀和功能减退等症状。

因此,当一侧膝关节出现疼痛、功能障碍等症状时,我们建议及时就诊,一方面针对患侧膝关节采取积极的治疗措施,缓解疼痛,改善关节功能;另一方面,对于健侧的膝关节也起到了"治未病"的效果。

22. 膝关节没有疼痛等不适,只有弹响,这种弹响能消除吗

膝关节活动时周围肌腱滑动,或关节撞击发出声音和震动,称为弹响膝。根据弹响原因,分为生理性弹响和病理性弹响。单纯的生理性膝关节弹响不需要治疗,没必要想办法消除。

病理性膝关节弹响,应以治疗原发病为主,而不是消除弹响。所有引起疼痛不适的弹响,一般都建议前往医院就诊,结合专科医生的查体及特殊检查,再做进一步处理。

23. 膝关节置换术后就一直不会痛了吗

部分患者在膝关节置换术后,在一段时间内仍然会有膝痛。

首先膝关节置换手术后的早期,关节周围会伴随软组织肿胀,肿胀消退才能慢慢缓解疼痛。但肿胀的消退要有过程,并且每个人情况不一样。有的人在 4 周左右肿胀就会完全消退,有的人甚至要 7~8 个月才能完全消退。

此外,除了早期的术后疼痛,还存在其他因素可能导致关节疼痛,主要包括关节内和关节外因素。

(1)关节内因素。人工关节置换术的目的是使患者重新获得一个无痛、稳定且功能恢复的新关节,但往往术后也会存在一定并发症的风险,这些并发症会给关节带来疼痛。临床我们常见的引起膝关节置换术后疼痛的关节内因素包括:感染、关节不稳、力线不良、假体松动、假体周围骨溶解、软组织撞击等。此外关节置换术一般存在使用年限,尽管现在关节材料及手术技术非常成熟,但因为骨质疏松、关节面磨损、假体下沉及假体周围骨折等问题仍会存在,一般来说,关节置换术后的使用年限为 15~20 年,具体年限还是因人而异。

(2)关节外因素。除了关节内因素,关节外有些疾病也会导致膝关节出现疼痛,如:腰椎病变(腰椎间盘突出、腰椎椎管狭窄等)、髋关节疾病、血管性疾病(动脉瘤、下肢栓塞)、滑膜炎、心理疾病等。因此,不是所有的膝关节疼痛都是膝关节疾病导致的,我们在治疗前应当明确诊断,从而针对性治疗。

综上所述,关节置换术也并不是"一劳永逸"的,我们建议患者在术前根据自己的症状,结合专业医师的指导建议,采取最优的治疗方案解决病痛;术后若出现疼痛,则应及时就诊,明确疼痛原因,针对性治疗。

24. 膝痛好了以后还能踢球吗

大部分患者膝痛好了以后能踢球,但需要注意运动强度及运动量。

足球是一项在全世界最具影响力的单项体育运动,广受人们喜爱。同时,足球也是以下肢运动为主的对抗竞技型体育运动,往往会造成下肢运动损伤,其中膝关节损伤最为常见。

踢球过程中,需要球员不断改变体位,往往存在突然启动发力、急停、变向,突然的下肢内外旋转、内收外展、过度屈伸等运动,这些动作极易造成半月板、交叉韧带、侧副韧带等结构的损伤。此外,在踢球的过程中,所产生的身体对抗、猛烈的撞击、滑铲等,也易造成骨关节和肌腱的损伤。因此,我们建议大部分膝痛患者症状消失以后,踢球时需要注意运动强度及运动量。踢球前准备活动要充分,运动时穿配合适的球鞋及护具,避免过多的突然发力、变向等动作,平时加强下肢肌肉的锻炼,若出现关节不适,请立即停止运动,在运动后也应做好拉伸放松。

若您的膝关节存在严重的损伤,如半月板撕裂、交叉韧带或侧副韧带断裂等,不建议继续踢球,防止关节在运动中损伤加重。